D. Karch   R. Michaelis
B. Rennen-Allhoff   H.G. Schlack

Normale und gestörte Entwicklung

Kritische Aspekte zu Diagnostik und Therapie

Mit einem Beitrag von H. Nickel

Unter Mitarbeit von R. Feike   G. Haas
I. Krägeloh-Mann   G. Niemann   M. Schellenschmitt

Mit 31 Abbildungen und 11 Tabellen

Springer-Verlag Berlin Heidelberg New York
London Paris Tokyo Hong Kong

Professor Dr. Dieter Karch
Klinik für Kinderneurologie und Sozialpädiatrie
Kinderzentrum Maulbronn gem. GmbH
Knittlinger Steige 21, D-7133 Maulbronn

Professor Dr. med. Richard Michaelis
Universitäts-Kinderklinik Tübingen
Abteilung für Entwicklungsneurologie
Frondsbergstraße 23, D-7400 Tübingen

Dr. phil. Dipl.-Psych. Beate Rennen-Allhoff
Abteilung Kinder- und Jugendpsychiatrie der
Rheinischen Landesklinik / Universitätsklinik Düsseldorf
Bergische Landstraße 2, D-4000 Düsseldorf 12

Professor Dr. med. Hans-Georg Schlack
Kinderneurologisches Zentrum Bonn
Gustav-Heinemann-Haus
Waldenburger Ring 46, D-5300 Bonn 1

ISBN 3-540-51337-X Springer-Verlag Berlin Heidelberg New York
ISBN 0-387-51337-X Springer-Verlag New York Berlin Heidelberg

Normale und gestörte Entwicklung: kritische Aspekte zu Diagnostik und Therapie / D. Karch . . . Mit
e. Beitr. von H. Nickel. Unter Mitarb. von R. Feike . . . – Berlin; Heidelberg; New York; London; Paris;
Tokyo; Hong Kong: Springer, 1989
ISBN 3-540-51337-X (Berlin . . .)
ISBN 0-387-51337-X (New York . . .)
NE: Karch, Dieter [Mitverf.]

Die Wiedergabe von Gebrauchsnamen, Warenbezeichnungen usw. in diesem Werk berechtigt auch
ohne besondere Kennzeichnung nicht zu der Annahme, daß solche Namen im Sinne der Warenzeichen-
und Markenschutzgesetzgebung als frei zu betrachten wären und daher von jedermann benutzt
werden dürften.

Produkthaftung: Für Angaben über Dosierungsanweisungen und Applikationsformen kann vom
Verlag keine Gewähr übernommen werden. Derartige Angaben müssen vom jeweiligen Anwender im
Einzelfall anhand anderer Literaturstellen auf ihre Richtigkeit überprüft werden.

Druck- und Bindearbeiten: Druckhaus Beltz, Hemsbach/Bergstr.
2125/3145-5432   Gedruckt auf säurefreiem Papier

Vorwort

Die Erkennung und Behandlung von Entwicklungsstörungen beschäftigt seit Jahrzehnten Pädagogen, Therapeuten, Psychologen und Ärzte ebenso wie die Eltern betroffener Kinder. Dennoch bestehen immer noch erhebliche Unsicherheiten über die normale Entwicklung, die Untersuchungsmethoden, die Abgrenzung von normaler und abnormer Entwicklung, die Indikation zur Behandlung und die erreichbaren Erfolge. Dies gilt für infantile Zerebralparesen ebenso wie für Teilleistungsstörungen. Die unterschiedlichen Konzepte über die neurologischen und psychischen Grundlagen der normalen Entwicklung führen zu unterschiedlichen Behandlungsansätzen und beeinflussen auch die Behandlungsziele.

Die Autoren dieses Buches versuchen über ihre eigenen Erfahrungen und die Ergebnisse wissenschaftlicher Studien zu berichten und sie kritisch zu werten. Sie konzentrieren sich dabei vor allem auf die motorische, perzeptive und kognitive Entwicklung der Kinder bis zur Einschulung. Die Beiträge beruhen auf Referaten bei Fortbildungsveranstaltungen der Klinik für Kinderneurologie und Sozialpädiatrie in Maulbronn, die für Ärzte, Lehrer, Therapeuten und Psychologen gehalten wurden. Zum Teil fußen sie auch auf Vorträgen bei Fortbildungsveranstaltungen des Berufsverbandes der Kinderärzte.

Alle Autoren sind sich einig, daß es an der Zeit ist, sich kritisch mit den diagnostischen und therapeutischen Möglichkeiten und ihren theoretischen Voraussetzungen auseinanderzusetzen, um evtl. auch neue Wege zu öffnen, die realistische Ziele verfolgen, das Kind mit seiner Persönlichkeit in den Mittelpunkt rücken, die psychosozialen Gegebenheiten insbesondere auch die familiäre Situation berücksichtigen und dadurch ein individuelles Vorgehen ermöglichen.

Maulbronn, im April 1989   D. Karch

Inhaltsverzeichnis

Mitarbeiterverzeichnis

Ria Feike
Klinik für Kinderneurologie und Sozialpädiatrie
Kinderzentrum Maulbronn gem. GmbH
Knittlinger Steige 21
7133 Maulbronn

Priv. Doz. Dr. med. Gerhard Haas
Universitäts-Kinderklinik
Abt. Entwicklungsneurologie
Frondsbergstraße 23
7400 Tübingen

Prof. Dr. med. Dieter Karch
Klinik für Kinderneurologie und Sozialpädiatrie
Kinderzentrum Maulbronn gem. GmbH
Knittlinger Steige 21
7133 Maulbronn

Dr. med. Ingeborg Krägeloh-Mann
Universitäts-Kinderklinik
Abt. Entwicklungsneurologie
Frondsbergstraße 23
7400 Tübingen

Prof. Dr. med. Richard Michaelis
Universitäts-Kinderklinik
Abt. Entwicklungsneurologie
Frondsbergstraße 23
7400 Tübingen

Prof. Dr. phil. Horst Nickel
Institut für Entwicklungs- und Sozialpsychologie
Abt. Entwicklungs- u. Erziehungspsychologie
Universitätsstraße 1
4000 Düsseldorf 1

Dr. med. Gerhard Niemann
Universitäts-Kinderklinik
Abt. Entwicklungsneurologie
Frondsbergstraße 23
7400 Tübingen

Dr. phil. Beate Rennen-Allhoff
Abt. Kinder- u. Jugendpsychiatrie der Rheinischen Landesklinik Düsseldorf
Bergische Landstr. 2
4000 Düsseldorf 12

Michael Schellenschmitt
Klinik für Kinderneurologie und Sozialpädiatrie
Kinderzentrum Maulbronn gem. GmbH
Knittlinger Steige 21
7133 Maulbronn

Prof. Dr. med. Hans-Georg Schlack
Kinderneurologisches Zentrum Bonn
Gustav-Heinemann-Haus
Waldenburger Ring 46
5300 Bonn 1

Beurteilung der motorischen Entwicklung im frühen Kindesalter

Richard Michaelis, Ingeborg Krägeloh-Mann, Gerhard Haas

1 Einleitung

Die Darstellung der motorischen Entwicklung des Kindes soll zunächst an zwei Entwicklungstheorien beschrieben und auf deren Konsequenzen für die Beurteilung der Motorik des Kindes eingegangen werden. Aus der Theoriediskussion ergeben sich dann Möglichkeiten, wie die motorische Entwicklung des Kindes im Vorschulalter unter den eingeschränkten Bedingungen der ärztlichen Routine rasch und relevant nach dem Prinzip der Meilensteine der Entwicklung beurteilt werden kann. Trotz umfangreicher Literatur über die motorische Entwicklung hat sich bisher kein Entwicklungskonzept für die Beurteilung der Motorik herauskristallisiert, das wegen seiner Praktikabilität größere Verbreitung in der kinderärztlichen Praxis gefunden hätte. Den verschiedenen Aussagen zur motorischen Entwicklung des Kindes liegen unterschiedliche theoretische Vorstellungen zugrunde, die darüber hinaus auch noch berufsspezifisch sind. Eine Darstellung der Entwicklung der Motorik, die aus einer krankengymnastischen Sicht stammt – und schon hier existieren sehr unterschiedliche Meinungen –, wird durchaus anders sein als wenn von einer kinderneurologischen oder anthropologischen Position ausgegangen wird.

2 Entwicklungstheorien

Der Beurteilung der kindlichen Entwicklung im kinderärztlichen Alltag, aber auch der Konstruktion von Entwicklungstests, liegen Vorstellungen über das Wesen der menschlichen Entwicklung zugrunde, die tradiert und übernommen wurden, ohne daß eine genaue Reflexion darüber erfolgte, auf welcher theoretischen Grundlage Verstehen, Beurteilen und Handeln im Bereich der Entwicklungsdiagnostik überhaupt möglich ist. Solche Vorstellungen über die Art der menschlichen Entwicklung werden durch Studium, Fort- und Weiterbildung geprägt, ohne daß die theoretischen Grundlagen solcher Entwicklungsprozesse dargestellt werden.

2.1 Das deterministisch-reflexologische Entwicklungskonzept

Dieses Entwicklungskonzept geht davon aus, daß Entwicklungsprozesse in linearer Progression ablaufen nach dem Schema: Von der primitiven Reaktion oder Reflex zu immer komplexeren Funktionseinheiten und Handlungsabläufen oder zu immer komplizierteren Reflexstrukturen.

Die Konstruktion der Münchner Funktionellen Entwicklungsdiagnostik basiert z.B. auf einem solchen Verständnis der menschlichen Entwicklung. Dieser Entwicklungstest geht davon aus, daß einem bestimmten "Alter" auch definierte Entwicklungsschritte zugeordnet werden können. So legt der Begriff "Krabbelalter" nahe, es gäbe eine durchgehende und jederzeit festlegbare Entwickungslinie von der Geburt bis zum Erlernen des Krabbelns oder für das "Sitzalter", bis zum Erwerb des freien Sitzens, oder für das "Laufalter" bis zur Fähigkeit des freien Gehens. Die Abb. 1 zeigt die Darstellung eines linearen Verlaufes der motorischen Entwicklung vom Liegen bis zum freien Gehen. Ein solches Entwicklungsverständnis liegt nahezu allen heute gültigen und akzeptierten Darstellungen und Publikationen über die motorische Entwicklung zugrunde.

Ein deterministisch-reflexologisches Entwicklungskonzept basiert aber auf Konsequenzen die nur selten – wenn überhaupt – bedacht werden:

- Die motorische Entwicklung läuft in strenger zeitlicher und funktioneller Ordnung ab, der jedoch eine ebensolche Ordnung in der Reifung der entsprechenden zentralen morphologischen und neuronalen Strukturen entsprechen muß, um den korrekten Entwicklungsablauf sicherzustellen.
- Kein Entwicklungsschritt kann eintreten, bevor nicht zeitlich vorgeschaltete Entwicklungsschritte absolviert sind.
- Zeitlich und funktionell starr organisierte Entwicklungsabläufe erfordern eine genetisch festgelegte Programmierung des Entwicklungsablaufes.
- Die motorische Entwicklung beginnt mit einfachen Reflexschemata, denen entsprechend einfache neuromorphologische und neuronale Organisationsstrukturen zugrundeliegen, die durch zunehmend komplexere Reflexorganisationen abgelöst und ersetzt werden (Vojta 1988; Wyke 1975).
- Die motorische Entwicklung und der Erwerb der Haltungs- und Bewegungskontrolle ist damit als ein deterministischer Prozeß zu verstehen.
- Bei einer genetisch festgelegten Programmierung des motorischen Entwicklungsverlaufes des Menschen müssen sich alle Kinder dieser Welt in gleicher Weise und in gleichen zeitlichen und funktionellen Sequenzen entwickeln (Ontogenese der motorischen Entwicklung).
- Variationen des zeitlichen und funktionellen Ablaufes der Entwicklung sind nicht möglich, sie sind als pathologisch aufzufassen.

Deterministisch-reflexologische Entwicklungskonzepte liegen auch heute noch in der Regel dem Verständnis von Entwicklungsprozessen zugrunde. Sie lassen sich auf zwei Wurzeln zurückführen. Die erste Wurzel: Entwicklungsprozesse sind determiniert, sie werden genetisch gesteuert, Variationen im Ablauf müssen als pathologisch angesehen werden (Gesell u. Ilg 1946; McGraw 1935). Die zweite Wurzel läßt sich auf reflexorientierte und reflexgesteuerte Entwicklungsmodelle der 20er Jahre zurückverfolgen, die heute noch von Capute (1978), Vojta (1988), Wyke (1975) vertreten werden.

2.2 Adaptives, epigenetisches Konzept der motorischen Entwicklung

Eine Reihe von Beobachtungen zur motorischen Entwicklung lassen sich jedoch mit einem deterministisch-reflexologischen Entwicklungsmodell nicht erklären. So geschieht es immer wieder, daß Mütter ihre Kinder in der Praxis vorstellen, weil diese sich mit ihrer Entwicklung nicht an die erwarteten und in entsprechenden

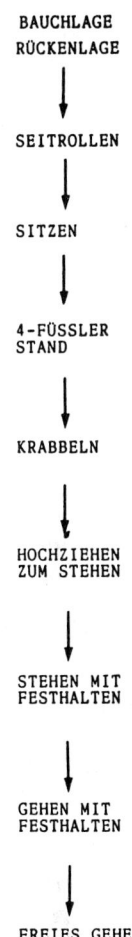

BAUCHLAGE
RÜCKENLAGE

SEITROLLEN

SITZEN

4-FÜSSLER
STAND

KRABBELN

HOCHZIEHEN
ZUM STEHEN

STEHEN MIT
FESTHALTEN

GEHEN MIT
FESTHALTEN

FREIES GEHEN

Abb. 1. Lineares Entwicklungsmodell der motorischen Entwicklung. Die einzelnen Entwicklungsschritte erfolgen nach einem solchen Modell in strenger zeitlicher Ordnung, die eine zeitliche oder funktionelle Variabilität der einzelnen Entwicklungsschritte nicht erlaubt

Ratgebern beschriebenen Entwicklungslinien halten. Die Mütter äußern daher die Meinung, das Kind zeige eine nicht normal verlaufende motorische Entwicklung. Sie geben an, das Kind stehe bereits mit Festhalten, sitze jedoch noch nicht; das Kind zeige parallel verlaufende Entwicklungsschritte, die eigentlich hintereinander auftreten sollten; das Kind krabble bereits, sitze aber noch nicht; das Kind habe stehen gelernt, habe aber noch nie gekrabbelt; das Kind habe bereits motorische Fähigkeiten gezeigt, die plötzlich und auch über längere Zeit nicht mehr zu sehen gewesen seien. Weiter wird berichtet, daß Kinder, die die Bauchlage bevorzugen, häufig einen anderen Entwicklungsverlauf zeigen als Kinder, die bevorzugt auf dem Rücken liegen.

Untersuchungen bei Kindern anderer Kulturen haben ergeben, daß die motorische Entwicklung anderen Sequenzen folgt, als sie für die westlichen Zivilisationen verbindlich zu sein scheinen. So existieren Kulturen, die stark inhibierend

3

oder stark fördernd in die motorische Entwicklung ihrer Kinder eingreifen, womit scheinbar notwendige Sequenzen der motorischen Entwicklung verhindert oder stark variiert werden. Bei nordamerikanischen Prärie-Indianern wird auch heute noch ein sogenanntes Wickelbrett für Säuglinge benützt, auf dem die Kinder nahezu unbeweglich verschnürt festgebunden werden (Michaelis 1985). Das Bandagieren der Säuglinge – womit motorische Aktivitäten sehr wirkungsvoll verhindert werden können – ist jedoch bereits aus dem Römischen Reich der Kaiserzeit, aus dem mitteleuropäischen und osteuropäischen Mittelalter bis in das 19. und 20. Jahrhundert bekannt. Gleiche oder ähnliche Wickelmethoden werden auch heute bei mittelamerikanischen Indianern angewendet sowie im nichttropischen Asien. Trotzdem unterscheidet sich die motorische Entwicklung gewickelter Kinder nicht wesentlich von der Entwicklung europäischer oder afrikanischer Kinder, bei denen auf eine frühe motorische Aktivität großen Wert gelegt wird. Das freie Gehen wird so gut wie überall in der Welt und unter allen Bedingungen von gesunden Kindern bis spätestens zum 18. Lebensmonat erlernt. Touwen (1984) hat darauf hingewiesen, daß von einer einheitlichen, zeitlich eng korrelierten motorischen Entwicklung nicht die Rede sein könne. Was tatsächlich an Längsschnittstudien zu beobachten ist, wurde von ihm als

- interindividuelle Variabilität
- intraindividuelle Variabilität
- Inkonsistenzen

beschrieben. Die Abb. 2 zeigt diese Phänomene für die Entwicklung des willkürlichen Greifens.

Daß sich kein Kind wie das andere entwickelt, haben Eltern mehrerer Kinder schon immer gewußt (interindividuelle Variabilität). Mit der intraindividuellen Variabilität wird die Tatsache bezeichnet, daß das Entwicklungstempo beim einzelnen Kind für das Erlernen bestimmter Funktionen sehr unterschiedlich sein kann: Ein Kind, das z.B. eine rasche Entwicklung der motorischen Fähigkeiten zeigt, kann sich durchaus langsam feinmotorisch oder sprachlich entwickeln. Eine bestimmte Funktion wird auffällig früh erlernt, benötigt aber sehr viel Zeit, bis sie ihr Entwicklungsziel erreicht hat. Ein Entwicklungsprozeß beginnt spät, reift dafür aber sehr rasch aus. Mit Inkonsistenzen werden passagere Regressionen oder der vorübergehende Verlust bereits erworbener Fähigkeiten bezeichnet, die ohne ersichtlichen Grund plötzlich, und ohne daß die übrige Entwicklung davon beeinträchtigt wird, auftreten. In der Abb. 2 zeigen z.B. die Kinder Nr. 4, 6, 34 und 43 solche Inkonsistenzen beim Erlernen des willkürlichen Greifens.

Die hier aufgeführten Beispiele sind mit einem deterministisch-reflexologischen Entwicklungsmodell nicht zu erklären. Sie zwingen uns, nach einem anderen Entwicklungskonzept zu suchen, das in der Lage ist, die bisher unverständlichen Phänomene der motorischen Entwicklung besser verstehen zu können.

Wird davon ausgegangen, daß Umweltfaktoren steuernd in Entwicklungsprozesse eingreifen, dann wird die hohe Adaptationsfähigkeit des Menschen verständlich, die ihn befähigt, trotz widriger Lebensbedingungen seine Entwicklungsziele zu erreichen. Im Zuge der Evolution wurden die weitgehend genetisch kontrollierten Entwicklungsphasen durch Entwicklungsverläufe ersetzt, die auf Umweltbedingungen zu reagieren in der Lage waren, oder, anders ausgedrückt, der Mensch wurde unter Zurückdrängung genetisch fixierter Entwicklungsprozesse im

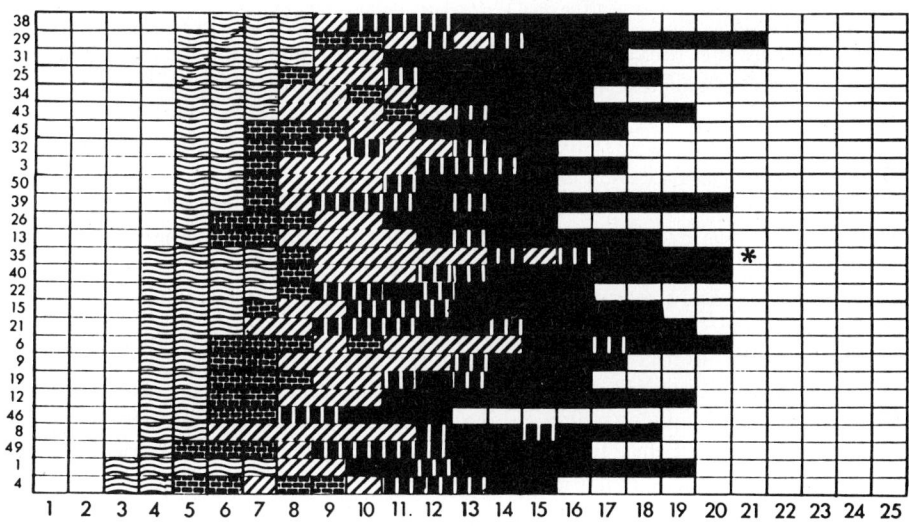

♂

Entwicklung des willkürlichen Greifens.

Welle:	Faustgriff
Karo:	Radialer Faustgriff
Diagonal:	Scherengriff
Vertikal:	Unvollständiger Pinzettgriff
Schwarz:	Pinzettgriff

Das Ende der schwarzen Balken markiert den Zeitpunkt der ersten freien Schritte.

Horizontale Achse:	Alter in 4-Wochen-Stufen.
Vertikale Achse:	Identifikationsnummer der untersuchten Kinder.

Abb. 2. Entwicklung des willkürlichen Greifens nach Touwen (1984). Weitere Erläuterungen siehe Text

Laufe seiner Entwicklung zunehmend lernfähiger. Die evolutionär bedingte Änderung der Strategie der Steuerung von Entwicklungsprozessen weg von der Genetik und hin zu Epigenetik (Umwelteinflüsse) wurde zum entscheidenden Selektionsvorteil des Menschen. Unter solchen Bedingungen ist auch das motorische System als ein adaptives, plastisches, lernfähiges System zu definieren. Vorbedingungen dafür sind dann aber nicht mehr Verschaltungen im Sinne von Reflexbögen einfacherer oder komplizierterer Konstruktionen, sondern sensomotorische Regelkreise. Veränderungen und Störungen der Haltung und Bewegung müssen wahrgenommen werden können. Erfahrungen müssen gemacht und gespeichert worden sein, mit denen dann die empfundenen Veränderungen zu vergleichen sind (innere Referenzsysteme, Existenz von Sollwerten). Regelschleifen müssen zwischen Sensorik und Motorik bestehen, damit eine Veränderung der Haltung und Bewegung in ihren Abläufen kontrolliert werden kann (Haas 1988).

Durch die Auseinandersetzung mit den Anforderungen der Umwelt wächst die motorische Kompetenz. Die prinzipiell in jedem Alter gleichen Lernprozesse in der motorischen Entwicklung erweisen sich damit aber als ein hochökonomisches Prinzip des Lernens, das während der Entwicklung nicht immer neu umgebaut werden muß, und als ein Prinzip, das seine Effizienz durch Beschleunigung der Regelvorgänge und durch Zunahme der inneren Referenz (motorische Erfahrung) optimiert (Haas 1987). Werden Mütter genau und differenziert nach der motorischen Entwicklung ihrer Kinder befragt, dann ergibt sich, daß eine Vielfalt von "Entwicklungsschienen" existiert, in denen die motorische Entwicklung abläuft. In der krankengymnastischen und ärztlichen Praxis werden solche Angaben jedoch häufig nicht zur Kenntnis genommen, das Kind wird nach vorgegebenen Schemata beurteilt, in das es sich mit seiner Entwicklung hineinzubequemen hat, gleichgültig, wie die individuelle Entwicklung tatsächlich abläuft. In der Abb. 3 sind Entwicklungsverläufe dargestellt, wie sie unvoreingenommen beobachtet werden können, und wie sie von Müttern angegeben werden.

Die dunklen Pfeilköpfe markieren die üblichen Entwicklungsverläufe, die hellen Pfeilköpfe Entwicklungswege, die ebenfalls, jedoch weniger häufig benützt werden. Aus Rückenlage (rechte Bildhälfte) wird zur Seite gerollt, das Sitzen erlernt, dann das Krabbeln, Hochziehen, Stehen mit Festhalten und das freie Gehen. Vom seitlichen Rollen kann aber hinübergewechselt werden in den Entwicklungskanal der Bauchlieger (linke Bildhälfte), oder die Phase des Krabbelns wird übergangen. Bauchlieger können in den Entwicklungskanal der Rückenlieger einsteigen. Sie können das Stadium des Krabbelns ebenfalls überspringen. Sie können im Nebenschluß Sitzen lernen, wenn sie bereits das Stehen mit Festhalten erlernt haben.

Zu ganz ähnlichen Ergebnissen kommt eine Studie von Largo et al. (1985): 13 % der von ihnen untersuchten Kinder haben nicht in der üblichen Weise gekrabbelt. Eine Studie mit gesunden Kindern, die in einer Kinderarztpraxis beobachtet worden waren (August u. August 1983) ergab, daß 10 % der gesunden Kinder einer kinderärztlichen, kleinstädtischen Praxis die Phase des Krabbelns nicht absolviert hatten. Bemerkenswert ist der nahezu identische Prozentsatz nichtkrabbelnder Kinder in den beiden genannten Populationen.

Aus den hier dargestellten Zusammenhängen kann festgehalten werden, daß Kinder weitgehend unabhängig davon, wie ihre motorische Entwicklung im 1. Lebensjahr durch umwelt- und kulturbedingte Faktoren bestimmt wird, doch alle bis zum Ende des 18. Lebensmonats frei gehen gelernt haben (Michaelis 1985). Die unter Selektionsdruck entstandene Fähigkeit des Menschen zur Adaptation an Umweltbedingungen verhilft ihm, eine Entwicklungsschiene zu finden, auf dem das genetische Ziel, freies Gehen zu lernen erreicht wird. Im Gegensatz zum deterministisch-reflexologischen Entwicklungsmodell, bei dem Einheitlichkeit, ja Gleichförmigkeit die normale Entwicklung charakterisiert, wird bei einem ganzheitlichen (holistischen), epigenetischen Entwicklungsmodell gerade die hohe Variabilität eines Entwicklungsverlaufes als für den Menschen typisch und normal anzusehen sein, während Invariabilität als pathologisch bewertet werden muß.

3 Beurteilung der motorischen Entwicklung

Es werden verschiedene Möglichkeiten in der Beurteilung der motorischen Entwicklung angewandt, die hier kurz zusammengefaßt werden sollen:

- Vorgaben des gelben Vorsorgeheftes zur motorischen Entwicklung.
- Balkenschemata über das Verschwinden und Auftreten bestimmter Reflexe,

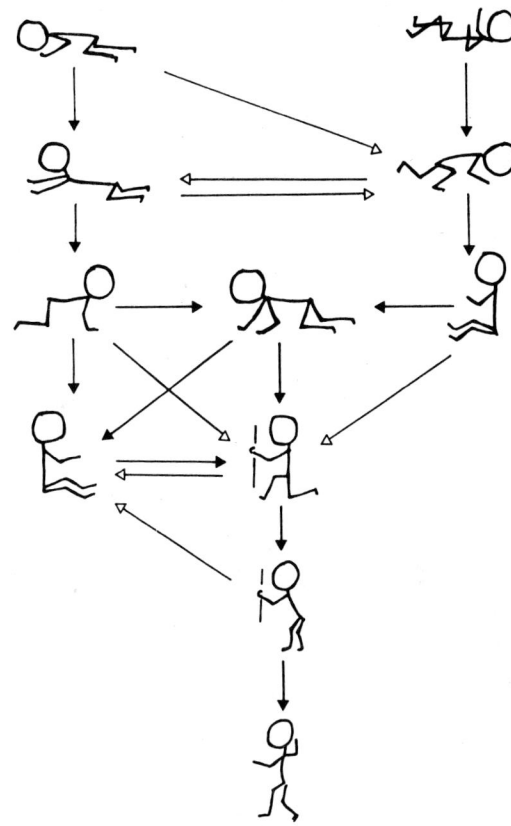

Abb. 3. Zeitlich und funktionell variables Entwicklungsmodell der motorischen Entwicklung. Weitere Erläuterungen siehe Text

motorischer Automatismen und motorischer Fähigkeiten (u.a. Flehmig 1983).
- Motorische Teile aus Entwicklungstests und hier vor allem aus der Münchner Funktionellen Entwicklungsdiagnostik und aus dem Denver-Entwicklungstest.
- Die Beurteilung der motorischen Entwicklung mit Hilfe der Lagereflexologie nach Vojta (1988).
- Zusammenstellungen aus Fortbildungsveranstaltungen, Broschüren, Veröffentlichungen für den persönlichen Gebrauch.

Wahrscheinlich wird nur von wenigen Ärztinnen und Ärzten eine systematische und kontinuierliche Beurteilung der motorischen Entwicklung beim einzelnen Kind durchgeführt, die über die Beurteilung bei den Vorsorgeuntersuchungen hinausgeht. Schuld daran mag vor allem das Fehlen eines überzeugenden Bewertungskonzeptes sein, das die motorische Entwicklung des ganzen Vorschulalters umfaßt.

3.1 Balkenschemata zur Beurteilung der motorischen Entwicklung

Auf die besonderen Nachteile der Balkenschemata soll, da sie eine weite Verbreitung haben, näher eingegangen werden. Was zunächst an ihnen auffällt, ist die verwirrende Vielzahl von Reflexen, motorischen Automatismen, motorischen Fähigkeiten, deren Auftreten und Verschwinden beurteilt werden soll. Zeitangaben vermitteln den Eindruck einer zeitlichen Ordnung, in der motorische Phänomene zu beobachten sind und in denen motorische Kompetenzen erworben werden.

Außerdem vermitteln sie den Eindruck von verläßlichen, für die Praxis relevanten Informationen, wobei die Frage allerdings nicht beantwortet wird, wozu die Beurteilung so vieler motorischer Phänomene eigentlich dienen soll. Selten wird auch auf die Frage eingegangen, wie die Beurteilung vorzunehmen ist. Welche Kriterien sind anzuwenden, um eine motorische Qualität noch als normal oder schon als pathologisch zu bewerten? Bei näherem Betrachten stellt sich zudem der Eindruck einer gewissen Willkür der Auswahl ein. Warum sind gerade diese und nicht andere motorische Phänomene ausgewählt worden? Auch darauf geben diese Schemata keine Antwort.

Von uns wurde zur Prüfung des Balkenkonzeptes aus 4 Publikationen, die das Balkenschema favorisierten, Angaben zu 3 verschiedenen motorischen Phänomenen zusammengestellt und verglichen. Die Vergleiche sind in Abb. 4 dargestellt.

Die ersten Balken jeder Reaktion sind einer Publikation, die zweiten Balken einer anderen Publikation entnommen, ebenso wie je die dritten und vierten Balkenangaben. Schon beim ersten Überblick fällt bei allen Angaben die mangelhafte zeitliche Übereinstimmung auf. So sind in der Publikation 1 der Mororeflex, der Handgreifreflex und der asymmetrisch-tonische Nackenreflex bis zum 8. bzw. 12. Monat nachweisbar. Ob bei allen Kindern nur andeutungsweise nachweisbar, oder nur bei wenigen Kindern, dort aber deutlich, zu dieser Frage wird nichts ausgesagt. In der Publikation 2 müssen die genannten Reflexe bis zum 4. Monat verschwunden sein, während sie in der Publikation 3 und 4 zwischen dem 5. und 6. Monat nicht mehr nachweisbar sein dürfen. In der Publikation 4 wird angedeutet, daß die zitierten Reflexe bereits in den ersten Lebenstagen auszulösen sind. Die irritierenden Unterschiede in den einzelnen Angaben lassen sich auf folgende Mängel zurückführen:

- Keine Angaben zur Definition des zu prüfenden motorischen Musters (welche Phase des Mororeflexes und welche Ausprägung sind gemeint).
- Die Angaben basieren nicht auf Untersuchungen einer Normpopulation. Bestenfalls entstammen sie der eigenen Erfahrung oder dem Literaturstudium der Autorin oder des Autors.
- Angaben fehlen, unter welchen Untersuchungsbedingungen die motorischen Muster zu prüfen und zu bewerten sind.
- Unzureichende Vorstellungen über die motorische Entwicklung und über die Relevanz von Reflexen und motorischer Phänomene in der Beziehung zur motorischen Entwicklung.

Die kritische Durchsicht der Balkenschemata läßt nur den Schluß zu, daß ein solches Prinzip für die kinderärztliche Beurteilung der motorischen Entwicklung ungeeignet ist. Läßt sich das Prinzip der Balkenschemata durch ein anderes, methodisches Vorgehen ersetzen? Wie im nächsten Abschnitt dargestellt werden soll,

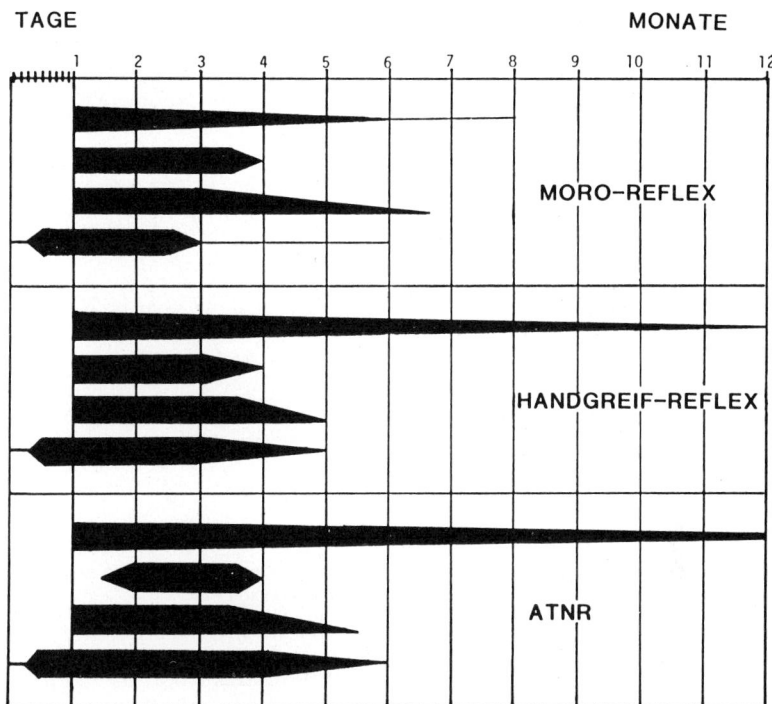

Abb. 4. Angaben des zeitlichen Auftretens und Verschwindens des Mororeflexes, des Handgreifreflexes und des asymmetrisch tonischen Nackenreflexes, wie sie von 4 verschiedenen Autoren angegeben wurden. Jeweils die 1., 2., 3. und 4. Angaben zu den einzelnen Reflexen stammen vom gleichen Autor. Weitere Angaben siehe Text

eignen sich Angaben zur Perzentilenverteilung des Auftretens und Verschwindens motorischer Phänomene sehr viel besser für praktische Bedürfnisse.

4 Das methodische Prinzip der Perzentilenverteilung

In einer Arbeit über motorische Meilensteine der kindlichen Entwicklung englischer Kinder haben Neligan u. Prudham (1969) zur Darstellung von Entwicklungsverläufen Perzentilenkurven angegeben. Die Angaben dieser Autoren sind mit denen anderer in Abb. 5 zusammengefaßt.

3831 gesunde Kinder wurden mit einer Querschnittsuntersuchung in ihrer motorischen Entwicklung beurteilt. Für das "freie Sitzen" ergaben sich dabei folgende Werte: 50% der untersuchten Kinder konnten im Alter von 6 Monaten frei sitzen, 90% mit 7,5 Monaten und 100% mit 9 Monaten. Die Vorteile solcher Angaben liegen auf der Hand. Aus einer Perzentilenkurve läßt sich leicht ablesen, zu welcher Zeit ein bestimmter Prozentsatz von Kindern einer definierten Population eine definierte Fähigkeit erworben hat. Abweichungen von der Norm lassen sich damit exakt bestimmen. Außerdem läßt sich eine Zeitangabe festlegen, meist die 90. oder 95. Perzentile, ab der ein noch nicht eingetretener bestimmter Ent-

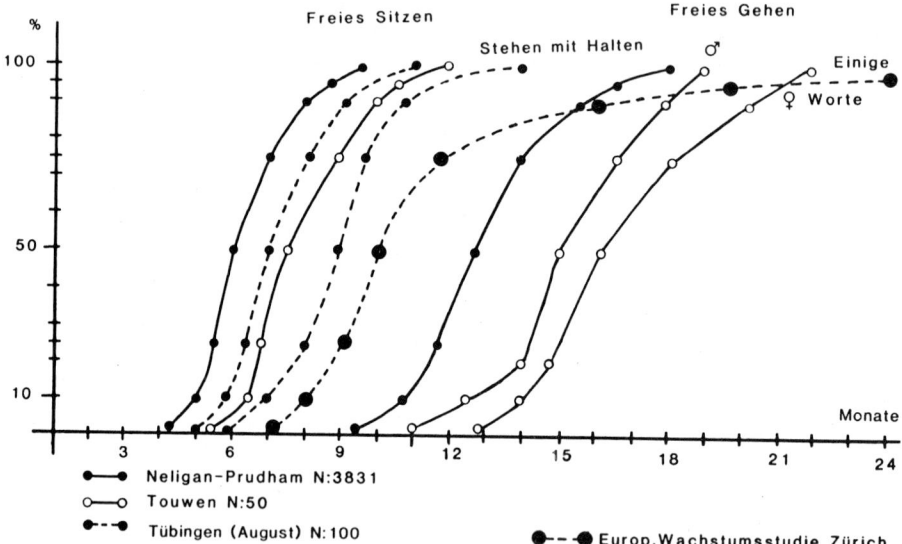

Abb. 5. Perzentilenangaben (kumulative Verteilungen) zu einigen motorischen Entwicklungsverläufen und zur Sprachentwicklung. Weitere Erläuterungen siehe Text

wicklungsschritt bei einem Kind nicht mehr einfach nur als "harmlose Verzögerung" bei einem "Spätentwickler" definiert werden darf. Die Abb. 5 zeigt aber auch, daß präzise Vergleiche mit anderen Populationen möglich werden. Touwen (1976) hat bei einer Längsschnittuntersuchung von 50 gesunden holländischen Kindern die Ergebnisse ebenfalls in einer Perzentilenverteilung angegeben. Beim Vergleich der beiden Kurven fällt auf, daß die englische und die holländische Perzentilenverteilung sehr ähnlich sind, die holländischen Kinder aber im Schnitt um 1 Monat später das freie Sitzen erlernt haben. 100 gesunde Kinder aus der Nähe Tübingens, die in einer Kinderarztpraxis getestet worden waren (August u. August 1983) zeigten einen Perzentilenverlauf in der Fähigkeit frei zu sitzen, der zwischen den englischen und holländischen liegt. Die Abb. 5 zeigt weiterhin Kurven der Perzentilenverteilung für das Erlernen des freien Gehens der englischen und holländischen Kinder. Der Abstand zwischen beiden Populationen hat sich vergrößert, er beträgt jetzt nahezu 2 Monate, bis die holländischen Jungen ebenfalls frei zu gehen gelernt haben. Verblüffend ist, daß im Gegensatz zu den englischen Angaben, die nicht zwischen Mädchen und Jungen differenzieren, die holländischen Mädchen um nahezu 3 Monate später die Fähigkeit frei zu gehen erworben haben, 1 Monat im Schnitt später als holländische Jungen. Die Kurvenverläufe sind etwas abgeflacht, was darauf hinweist, daß das Erlernen des freien Gehens mehr Zeit erfordert als der Erwerb des freien Sitzens. Zum Vergleich sind noch die Perzentilenverteilungen des Stehens mit Festhalten der Kinder aus dem Raum Tübingen eingetragen (August u. August 1983) sowie des Spracherwerbes einiger Worte nach Angaben der Europäischen Wachstumsstudie Zürich (Largo 1986). Während das Stehen mit Festhalten von 90% der Kinder innerhalb von 3 Monaten erlernt wird, benötigen 90% der Kinder 8 Monate, um einige Wörter zu sprechen, die letzten 10% brauchen hierzu noch einmal die Zeit von 8 Monaten, also insgesamt 16 Monate. Die genannten Beispiele zeigen eindrucksvoll, daß sich mit

Perzentilenangaben Einzelphänomene der Entwicklung präzise beschreiben lassen. Die Frage stellt sich jedoch, warum für die einzelnen Wachstumsparameter Unterschiede im zeitlichen Ablauf bei unterschiedlichen Populationen bestehen. Wahrscheinlich spielen populationsbedingte, kulturelle Unterschiede eine entscheidende Rolle, wann bestimmte Fähigkeiten auftreten und welche Wertigkeit ihnen in einem bestimmten kulturellen Zusammenhang zuerkannt wird. Zusammenfassend läßt sich sagen, daß Perzentilenangaben für Entwicklungsbeurteilungen sehr viel geeigneter und praktischer sind als die heute immer noch verwendeten Balkendarstellungen der Entwicklung. Aber auch bei Perzentilenangaben zu bestimmten motorischen Fähigkeiten ist eine genaue Definition dessen, was beurteilt werden soll, unerläßlich. Unerläßlich ist aber auch die Beachtung zivilisatorischer, kultureller und sozialer Unterschiede in den Populationen, die zur Erarbeitung der Perzentilenverteilung herangezogen worden waren. Die Perzentilenverteilungen z.B. südkalifornischer Kinder können nicht einfach auf Kinder, die in der Bundesrepublik Deutschland aufwachsen, übertragen werden. Außerdem ist zu prüfen, ob für bestimmte zu erwerbende Fähigkeiten Geschlechtsunterschiede bestehen oder nicht. Idealerweise sollten für jede zu prüfende motorische Fähigkeit Angaben zur Perzentilenverteilung aus einem Normkollektiv existieren, das vergleichbar ist mit dem Kollektiv der Kinder, die in der kinderärztlichen Praxis vorgestellt werden. Solche Angaben existieren bisher nur vereinzelt, sie sind aber für die Zukunft unverzichtbar. Neuere normative Untersuchungen zur Entwicklung gehen alle dazu über, Perzentilenverteilungen anzugeben.

5 Die Beurteilung der motorischen Entwicklung mit Hilfe des Meilensteinkonzeptes

Die bisher referierte und dargestellte Komplexität der motorischen Entwicklung scheint es nahezu unmöglich zu machen, einfache, leicht umsetzbare Empfehlungen zur Beurteilung der Motorik unter den Bedingungen der täglichen Praxis anzubieten, ohne die Vielfalt motorischer Phänome bis zur Bedeutungslosigkeit zu reduzieren. Sollte das deterministische Entwicklungsmodell für die Praxis günstigere Bedingungen bieten? In der Tat ist der Erfolg der Lagereflexologie nach Vojta (1988) auf die rasche Anwendbarkeit auch beim schreienden und sich wehrenden Kind, auch unter den oft ungünstigen Untersuchungsbedingungen in der Praxis zurückzuführen. Daß damit aber nicht die Komplexität der motorischen Fähigkeiten eines Kindes erfaßt werden kann, ist ausführlich dargestellt worden. Zudem ist die Lagereflexologie gerade durch ihre generelle Einsetzbarkeit mit dem Nachteil verbunden, daß mit ihr viel zu viele Kinder als entwicklungsauffällig diagnostiziert werden, die es gar nicht sind. Die Lagereflexologie erhebt aber auch den Anspruch, nicht nur die Stufe der motorischen Entwicklung eines Säuglings sehr präzise festlegen zu können, sondern gleichzeitig auch noch als neurologische Untersuchung zu dienen. Wir plädieren jedoch aus guten Gründen dafür, die Beurteilung der motorischen Entwicklung und eine neurologische Untersuchung prinzipiell voneinander zu trennen.

Motorische Fähigkeiten sind ohne Zweifel von einem funktionierenden Nervensystem abhängig und umgekehrt. Trotzdem gibt es Kinder, die motorisch auffällig sind, aber neurologisch keine wesentlichen pathologischen Befunde bieten, und es gibt Kinder, die neurologisch unzweifelhaft auffällige Befunde zeigen, motorisch aber keinerlei Funktionseinschränkungen aufweisen. In dem hier vorgegebenen Zusammenhang soll aber auf die neurologische Untersuchung des Kleinkindes nicht weiter eingegangen werden.

Ein Konzept, das der Komplexität der motorischen Entwicklung des Kindes im Vorschulalter gerecht werden kann, ist mit der Festlegung von Meilensteinen der motorischen Entwicklung gegeben. Dieses Konzept geht davon aus, daß die motorische Entwicklung, gleichgültig wie sie im einzelnen verläuft, bestimmte Knotenpunkte der Entwicklung erreicht, die für das Erlernen motorischer Funktionen und schließlich des freien Gehens essentiell sind. Meilensteine der motorischen Entwicklung können daher nicht irgendwelche beliebigen Phänomene der motorischen Entwicklung sein. Als unabdingbare Voraussetzungen für die Fähigkeit, freies Stehen und Gehen zu erlernen, ist eine sichere Rumpf- und Kopfkontrolle, ebenso wie das Erlernen des sicheren freien Sitzens, das Hochziehen zum Stehen und das Stehen mit Festhalten. Die Fähigkeit, krabbeln zu können, ist, worauf hingewiesen wurde, nach unserem Entwicklungsverständnis kein essentielles Durchgangsstadium der motorischen Entwicklung des Kindes, auch nicht für den Erwerb kognitiver Fähigkeiten, was oft behauptet wird.

Meilensteine einer Entwicklung müssen folgende Bedingungen erfüllen:

- Sie müssen essentielle Durchgangsstadien der Entwicklung sein.
- Die Meilensteine sollen leicht zu prüfen oder zu erfragen sein.
- Klare Definition des zu erfragenden oder zu prüfenden Meilensteines, auch in der Qualität der Leistung.
- Ein Meilenstein sollte der untersten Norm, d.h. der 90. oder 95. Perzentile des zeitlichen Auftretens einer Normpopulation zugeordnet werden. Damit soll vermieden werden, daß weniger rasch sich entwickelnde Kinder, die aber noch im Normbereich liegen, als auffällig erfaßt werden.
- Ein Kind ist nach dem Meilensteinkonzept dann auffällig, wenn ein bestimmter motorischer Entwicklungsschritt nicht bis zu einem Alter eingetreten ist, das durch die 90. oder 95. Perzentile definiert wird.
- Mit dem Meilensteinkonzept können keine Diagnosen gestellt werden. Erst mit weiteren diagnostischen Differenzierungsschritten kann geklärt werden, welche Ursachen benigner oder krankmachender Art die Retardierung ausgelöst haben.
- Das Nichterreichen eines Meilensteines kann daher nur als Warnhinweis gewertet werden, nicht mehr länger auf einen ausgebliebenen Entwicklungsschritt zu warten. Es sollte dann versucht werden zu klären, warum eine Retardierung eingetreten ist.

In der Literatur sind nur wenige Untersuchungen und Angaben zur motorischen Entwicklung zu finden bei denen Perzentilenangaben existieren, die als Meilensteine der motorischen Entwicklung verwendet werden können. Darüber hinaus sind nicht alle Meilensteine mit der notwendigen Klarheit definiert.

In der Tabelle 1 sind Meilensteine der motorischen Entwicklung zusammengefaßt, die teils beobachtet, teils erfragt werden können. Die Zahlenangaben beziehen sich auf das Ende eines Lebensmonats/Lebensjahres.

Das Konzept der Beurteilung der motorischen Entwicklung mit Absolvieren der Meilensteine ist zunächst eine Beurteilung nach der Quantität einer Leistung.

Tabelle 1. Meilensteine der motorischen Entwicklung. (Nach Gesell u. Ilg 1946; Sheridan 1984; Wittrock et al. 1975)

1 M.	In schwebender Bauchlage kann für einige Sekunden der Kopf in der Rumpfebene gehalten werden.
3 M.	Sicheres Kopfheben in Bauchlage, Abstützen auf die Unterarme.
6 M.	Beim langsamen Hochziehen zum Sitzen werden die Arme angebeugt, der Kopf wird in der Rumpfebene gehalten.
9 M.	Sicheres, zeitlich unbeschränktes freies Sitzen, mit geradem Rücken.
12 M.	Stehen gelingt gut und zeitlich unbeschränkt mit Festhalten an Möbeln.
18 M.	Freies, sicheres Gehen mit weitgehend perfekter Gleichgewichtskontrolle.
2 J.	Kind rennt sicher, umsteuert dabei Hindernisse.
3 J.	Beidbeiniges Abhüpfen von einer untersten Treppenstufe.
4 J.	Wohlkoordiniertes Treten und Steuern eines Dreirades oder eines ähnlichen Fahrzeuges.
5 J.	Treppen werden beim Auf- und Abgehen freihändig und mit Beinwechsel ohne Schwierigkeiten bewältigt.
6 J.	Flüssiges Einbeinhüpfen mit guter Gleichgewichtskontrolle.

Die Beurteilung nach der motorischen Qualität ist ein weiterer, notwendiger Schritt, der sich an der Flüssigkeit der motorischen Bewegungsabläufe und an der Sicherheit der Gleichgewichtskontrolle orientiert.

Hat das Kind das Endziel seiner motorischen Entwicklung, nämlich das freie Gehen, erreicht, bestimmen umweltbedingte Faktoren nahezu ausschließlich die weitere motorische Entwicklung. Dann werden nur noch motorische *Fertigkeiten* erworben. Genetisch festgelegt ist eine geringere oder stärkere motorische Begabung; ein übergeordnetes Entwicklungskonzept der Motorik ist jedoch nicht mehr gegeben. Die motorische Koordinationsfähigkeit und die Gleichgewichtskontrolle werden im Laufe der folgenden Jahre weiter verfeinert und optimiert, eine grundsätzliche Änderung, die in verschiedenen hierarchischen Stadien verläuft, existiert praktisch nicht mehr. Damit wird auch die Frage, wie nach dem 2. Lebensjahr Motorik getestet werden soll, nicht zu einer Frage der motorischen Entwicklung, sondern zu einer Frage der Umwelt, in der das Kind lebt und zu einer Frage der motorischen Koordination und Gleichgewichtskontrolle, die aber bereits schon wieder neurologische Parameter sind.

Während es in unserem Kulturkreis sinnvoll sein kann, die verschiedenen Fertigkeiten zu testen, mit denen Treppen bewältigt werden können, ist es für Kinder der Prärie-Indianer wichtig gewesen, früh und sicher reiten zu lernen. Treppen existierten für sie nicht. Kinder einer Artistenfamilie werden sich motorische Fähigkeiten unter den Umweltbedingungen eines Zirkusses erwerben, die sie zum Seiltänzer oder Voltigierkünstler werden lassen.

Aus den obengenannten Gründen wird etwa ab der Zeit in der das freie Gehen erlernt worden ist, die Beurteilung der *Qualität* der motorischen Koordination zunehmend wichtiger. Ab etwa dem 2.Lebensjahr sollten Meilensteine der Motorik daher auch Aussagen zur Qualität der erworbenen motorischen Fertigkeiten erlauben. Die in der Tabelle 2 zusammengestellten Meilensteine enthalten daher leicht prüfbare motorische Qualitäten (Eu 1986; Sheridan 1984; Wittrock et al. 1975) die der Literatur entnommen sind. Die Absolvierung z.B. eines Einbeinstandes über 5 s sagt zunächst noch wenig darüber aus, wie der Einbeinstand ausgesehen hat, wackelig oder mit sicherer Gleichgewichtskontrolle. Bei der Beurteilung der Meilensteine der motorischen Entwicklung nach der Qualität ist davon auszugehen, daß die geforderten Aufgaben sicher und kompetent, d.h. mit guter Gleichgewichtskontrolle und flüssigem Bewegungsmuster absolviert werden können. In der kinderärztlichen Praxis ergibt sich durch die vielen gesunden Kinder, die dort gesehen werden, leicht und mühelos ein Kollektiv, an dem Kinder mit qualitativ schlechteren motorischen Koordinations- und Gleichgewichtsleistungen verglichen werden können. Folgende Meilensteine der Motorik für das 2. bis 6. Lebensjahr können auch qualitativ überprüft werden. Die Zahlen geben das Ende eines Lebensjahres wieder.

Tabelle 2. Meilensteine der Motorik, qualitativ beurteilt

2 J.	Hocken im Spiel, freihändiges Aufstehen.
3 J.	Steht, geht auf Zehenspitzen.
4 J.	Einbeinstand 3 - 5 s
5 J.	Sicherer Einbeinstand über 8 s und mehr
6 J.	Einbeinstand über 10 s und mehr

Mit Hilfe solcher Meilensteine der motorischen Entwicklung sollte es möglich sein, deutliche und relevante Retardierungen rechtzeitig festzustellen, um dann eine genauere diagnostische Überprüfung der Ursache der motorischen Retardierung in die Wege zu leiten.

Literatur

August V, August W (1983) Untersuchungen zu einigen Aspekten der motorischen Entwicklung von Kindern im 1. Lebensjahr. Persönliche Mitteilung
Capute AJ, Accardo PJ, Vining EPG, Rubinstein JE, Harryman S (1978) Primitive reflex profile. University Park Press, Baltimore
Eu BSL (1986) Evaluation of a developmental screening system for use by child health nurses. Arch Dis Childh. 61: 34-41
Flehmig I (1983) Normale Entwicklung des Säuglings und ihre Abweichungen. 2. Aufl. Thieme, Stuttgart
Gesell A, Ilg FL (1946) The child from five to ten. Hamilton, London
Haas G (1987) Quantifizierung von Störungen der Körperhaltungskontrolle. In: Fichsel H (Hrsg) Aktuelle Pädiatrie 1986. Springer, Berlin Heidelberg New York Tokyo, S 448-456
Haas G (1988) Entwicklung der Körperhaltung im Stehen. Kinderarzt 19: 139-140
Largo RH, Molinari L, Comenale Pinto L, Weber M, Duc G (1986) Language development of term and preterm children during the first five years of life. Dev Med Child Neurol 28: 333-350
Largo RH, Molinari L, Weber M, Comenale Pinto L, Duc G (1985) Significance of prematurity, cerebral palsy and sex in early locomotion. Dev Med Child Neurol 27: 183-191
McGraw MB (1935) Growth: A study of Johnny and Jimmy. Appleton-Century, New York
Michaelis R (1985) Überlegungen zur motorischen und neurologischen Entwicklung des Kindes. Monatsschr Kinderheilk 133: 417-421
Neligan G, Prudham D (1969) Potential value of four early developmental milestones in screening children for increased risk of later retardation. Dev Med Child Neurol 11: 423-431
Sheridan MD (1984) From birth to five years children's developmental progress NFER. Nelson, Windsor

Touwen BCL (1976) Neurological development in infancy. Clin in Dev. Med., Vol. 58. Heinemann, London

Touwen BCL (1984) Normale neurologische Entwicklung: Die nicht bestehenden Inter- und Intra-Item-Beziehungen In: Michaelis R et al. (Hrsg) Entwicklungsneurologie. Kohlhammer, Stuttgart

Vojta V (1988) Die zerebralen Bewegungsstörungen im Säuglingsalter. 5. Aufl. Enke, Stuttgart

Wittrock J, Höger C, Macke A (1975) Entwicklungsneurologische Untersuchungen im Vorschulalter. MMW 117: 57-62

Wyke B (1975) The neurological basis of movement. In: Holt KS (ed) Movement and Child Development. Spastic Society. Heinemann, London

Kontrolle der motorischen Funktionen

Dieter Karch

1 Einleitung

Die Kontrolle motorischer Funktionen hat die Aufgabe, zielgerichtete Bewegungsabläufe glatt und rasch zu gestalten und den Körper dabei im Gleichgewicht zu halten. Wie komplex die Bewegungen sein können, die es zu kontrollieren gilt, zeigt das Beispiel eines Golfspielers, der in jeder Phase der Bewegung die gesamte Körperhaltung optimal auf den Schwung des Golfschlägers einstellen muß (Abb. 1). Die Kontrolle erfolgt durch ein hierarchisch gegliedertes System, in dem ständig Informationen ausgetauscht und miteinander verglichen werden. Zahllose Unterprogramme, die entweder angeboren sind oder erlernt wurden, stehen zur Verfügung, werden in den Handlungsablauf integriert, modifiziert, und den aktuellen Notwendigkeiten angepaßt. Wesentliche neuroanatomische und neurophysiologische Grundlagen der motorischen Kontrolle sollen im folgenden dargestellt werden. Außerdem soll auf einige Aspekte motorischer Lernprozesse und der Entwicklung des motorischen Kontrollsystems eingegangen werden.

2 Aufbau und Funktion des Kontrollsystems

Jede Bewegung wird angeregt durch einen bewußten Wunsch oder eine unbewußte Forderung des Organismus. Das limbische System und der assoziative Kortex sind verantwortlich für die Planung (Strategie), das projektive System für die Führung (Taktik), das spinale Sysem und der Skelett-Muskel-Apparat für die Ausführung (Tabelle 1).

Eine kontinuierliche Rückmeldung der geplanten, programmierten und ausgeführten Bewegungen sorgt für die optimale Abstimmung des Bewegungsablaufes. Das Feedbacksystem aus der Peripherie, die Efferenzkopien von der spinalen Ebene und die Regelkreise zwischen mittlerer und höchster Ebene werden ergänzt durch eine vorausschauende Kontrolle (Feedforwardsystem), die störende oder neu zu berücksichtigende externe Einflüsse registriert und rasch zur Änderung der Planung führen kann.

Diesen Funktionsebenen sind spezielle Strukturen des zentralen Nervensystems zuzuordnen. Im Laufe der Phylogenese haben im Großhirn die Bereiche des *assoziativen Kortex* einen dominierenden Anteil eingenommen (Abb. 2). Dagegen gehört das *limbische System* zu einem sehr alten Teil des Großhirns und umfaßt Gyrus cinguli, Gyrus parahippocampalis, Hippocampusformationen, Corpus amygdaloideum u.a. Es reguliert alle vitalen Vorgänge, die zur Selbsterhaltung und Arterhaltung dienen. Im Zusammenhang damit sind auch die enge Beziehung

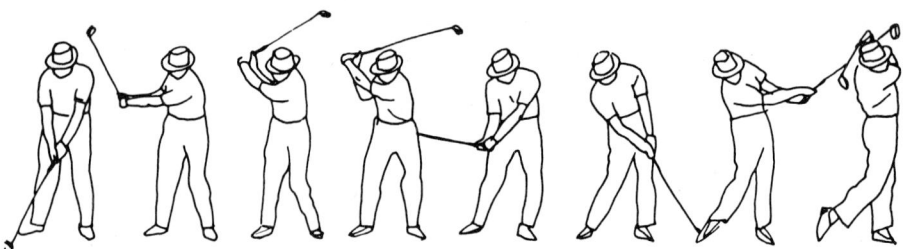

Abb.1. Kontrolle der motorischen Funktionen am Beispiel eines komplexen Bewegungsablaufes beim Golfspielen: Beachte die Abstimmung der gesamten Körperhaltung mit dem zielgerichteten Bewegungsablauf. (Aus Brooks 1984)

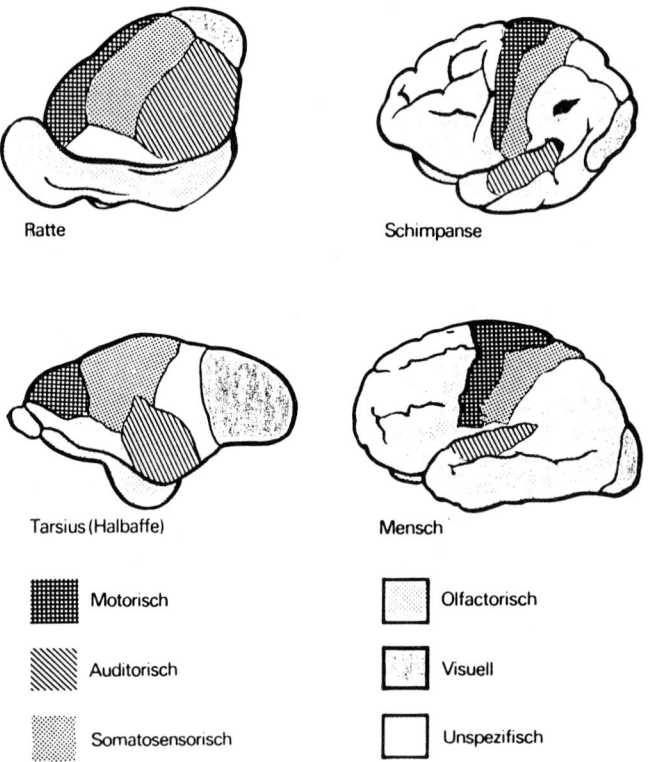

Abb.2. Zunahme des unspezifischen, assoziativen Kortex beim Menschen im Vergleich zu Säugetieren. Der assoziative Kortex ist hell gezeichnet. (Nach Stanley Cook, aus Schmidt 1987)

zu Lust- und Unlustgefühlen, zu affektbetonten Handlungen und schließlich auch zu Lern- und Gedächtnisprozessen verständlich (Motivation, einsichtsvolles Lernen usw.).

Motorischer, sensorischer Kortex, Basalganglien, Kleinhirn und Anteile des Hirnstamms sind die wichtigsten Strukturen, die die *mittlere Ebene* des motorischen Kontrollsystems repräsentieren. Alle motorischen Programme des motorischen Kortex werden auf die Basalganglien (insbesondere das Putamen) projiziert.

Tabelle 1. Hierarchie des motorischen Kontrollsystems. (Nach Brooks 1986)

LIMBISCHES SYSTEM
Forderungen
(Erfülle was notwendig ist)

ASSOZIATIVES SYSTEM
Auswählen
(Nimm diesen Weg)

PROJEKTIVES SYSTEM
Führen
(Tue es auf diesem Weg, jetzt)

SPINALES SYSTEM
Ausführen
(Tue es)

SKELETT-MUSKEL-SYSTEM
Bewegungen
(Bei der Tätigkeit)

Die Basalganglien stimmen einfache, komplexe und halbautomatische Funktionen ab, wie z.B. Richtung und Kraft der Muskulatur bei Bewegungs- und Haltungsänderungen (Stabilisierung der Gelenke) oder Verhaltensmuster bei simultanen und sequentiellen Bewegungen in unterschiedlichen Körperbereichen. Das Kleinhirn ist vor allem verantwortlich für den Ablauf zielgerichteter Bewegungen, ihre Sequenz und ihr Zusammenspiel, und den Muskeltonus. Die Programme auf der mittleren Ebene sind weitgehend erworben, häufig nicht spezifisch und fixiert, insbesondere aber auch nicht so stereotyp wie die auf der spinalen oder unteren Ebene der motorischen Kontrolle.

Diese Feststellung gilt auch für den motorischen und sensorischen Kortex (Area prae- und postcentralis). Zwar ist die somatotopische Gliederung dieser Arcale durch sehr differenzierte Untersuchungen erkannt worden, diese Untersuchungen erfolgten aber unter experimentellen Bedingungen. So hat Foerster (1936) bei elektrischer Stimulation des Gehirns an über 300 Patienten spezifische Bewegungen auslösen können und dadurch eine "motorische Landkarte" der Hirnoberfläche erstellt. Aber spätere Untersucher und Foerster selbst haben dabei keine normalen Bewegungen erreichen können. Penfield u. Rasmussen (1950) sprachen eher von "Karikaturen" der Bewegungsabläufe.

Eine wirklichkeitsnähere Beobachtung der Aufgabenverteilung ist durch die *Messung der Hirndurchblutung* möglich. Dabei werden radioaktiv markierte Substanzen in die A. carotis injiziert (z.B. Xenon) und die Änderung der Hirndurchblutung in bestimmten Hirnregionen gemessen. Eine Durchblutungssteigerung von 15% und mehr gilt als beweisend für die spezifische Aktivität dieser Region. Roland et al. (1982) maßen die Hirndurchblutungsrate in allen Hirnregionen bei Versuchspersonen, die 40 min lang mit einer Hand einen motorischen Sequenztest durchführten. Sie fanden eine Aktivitätsvermehrung im Nucleus caudatus, Putamen, Pallidum und im ventralen Anteil des Thalamus auf beiden Seiten. Auch die prämotorische und die supplementär motorische Area war auf beiden Seiten

Extrapersonal space

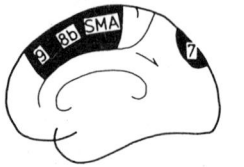 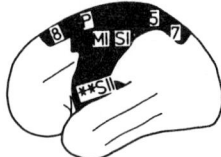

Abb. 3a. Messung der Hirndurchblutung bei gezielten Fingerbewegungen in einem vorgegebenen System unter verbaler Instruktion. Vermehrt durchblutet sind: auditorische Area (Broca), frontales Augenfeld, primäre motorische und somatosensorische Area, prämotorische Area und die oberen Anteile des parietalen Kortex. (Aus Roland 1984)

Intention ⟶●●● Verbal output

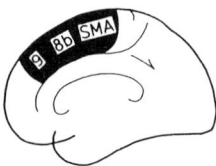 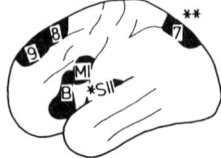

Abb. 3b. Messung der Hirndurchblutung, wenn über die durchgeführten Bewegungsabläufe (aus der Erinnerung) berichtet wird. Vermehrt durchblutet sind alle kortikalen Bereiche, die mit der Aufnahme und Wiedergabe der Sprache in Verbindung zu bringen sind, aber nicht die rein motorischen Areale. (Aus Roland 1984)

vermehrt durchblutet. Nur die kontralateral gelegene sensomotorische Region, welche die Hand repräsentierte, wurde unilateral aktiviert.

Roland (1984) überprüfte auch Veränderungen der kortikalen Durchblutung. Probanden wurden aufgefordert, bestimmte Bewegungen in einem vorgegebenen Testsystem mit ihrem Finger durchzuführen. Richtung und Ausmaß wurden verbal vorgegeben. Eine visuelle Kontrolle erfolgte nicht. Signifikant durchblutet waren dabei alle Regionen, in denen Foerster (1936) motorische Antworten auslösen konnte und zusätzlich auch das Broca-Zentrum und der obere Bereich der präfrontalen Hirnrinde (Abb. 3a). Berichteten die Probanden dagegen – wiederum mit geschlossenen Augen – über die durchgeführten Bewegungen ohne sie auszuführen, so fehlte die Aktivierung der motorischen Areale (Abb. 3b).

Beide Untersuchungsserien dokumentieren die umfassende Kontrollfunktion der Motorik und Sensomotorik auch bei relativ einfachen, bisher noch nicht geübten Bewegungsabläufen. Kortikale Areale und Basalganglien werden sowohl einseitig als auch beidseitig aktiviert. Die Erstellung eines Bewegungsprogramms erfordert eine integrative Leistung des zentralen Nervensystems.

Auch zur *Haltungskontrolle* sind komplexe Verarbeitungsvorgänge erforderlich. Dabei kann auf angeborene reflektorisch ablaufende Bewegungsabläufe zurückgegriffen werden, die in Tierexperimenten gut erforscht und als spezielle Leistungen des Hirnstamms ausgewiesen worden sind. Die Körperstellung im Raum wird kontrolliert durch die Rezeptoren der Gleichgewichtsorgane, der Halsmuskulatur und der Gelenke der Halsmuskulatur. Sie spielen zusammen mit unterge-

ordneten spinalen Bewegungsmustern. Tonische Halsreflexe, tonische Labyrinthreflexe, Halsmuskelstellreflexe und und Labyrinthstellreflexe werden durch opti-
sche Stellreflexe ergänzt. Sie werden als angeborene Unterprogramme in den
gesamten Handlungsablauf mit eingebunden. Für die Haltungskontrolle des gesunden Menschen spielen sie dennoch eine wichtige Rolle, da sie auf der mittleren
Ebene des motorischen Kontrollsystems reorganisiert und mitverwendet werden,
so daß sich die höhere Ebene des motorischen Kontrollsystems im wesentlichen
auf die Feinabstimmung konzentrieren kann.

Betrachtet man den Körper im Stehen als umgekehrtes Pendel, das es im
Gleichgewicht zu halten gilt, so kann man in einer Reihe von Untersuchungen die
Arbeit der Kontroll- und Regulationssysteme überprüfen. Nashner (1977) maß
elektromyographisch die Aktivierung von Muskelgruppen an Bein und Hüfte bei
Probanden, die auf einer Plattform standen und passiv bewegt wurden. Sie wurden
entweder an den Armen gezogen oder die Plattform bewegte sich vorwärts und
rückwärts. Dabei sah man, daß zunächst die Sprunggelenke stabilisiert werden. 100
- 120 ms nach der Bewegung werden der M. gastrocnemius (bei der Vorwärts-
bewegung) oder der M. tibialis anterior (bei der Rückwärtsbewegung) aktiviert.
Es folgen dann in einer Innervationskette hintereinander 10 - 20 ms später die
proximalen Muskelgruppen nach. Nur die erste Antwort geschieht unter Kontrolle der oberen "Instanzen"; die weiteren folgen einem segmentalen, unwillkürlich
gesteuerten Unterprogramm. Die erste Antwort muß als "Long-loop"-Antwort angesehen werden (Abb. 4).

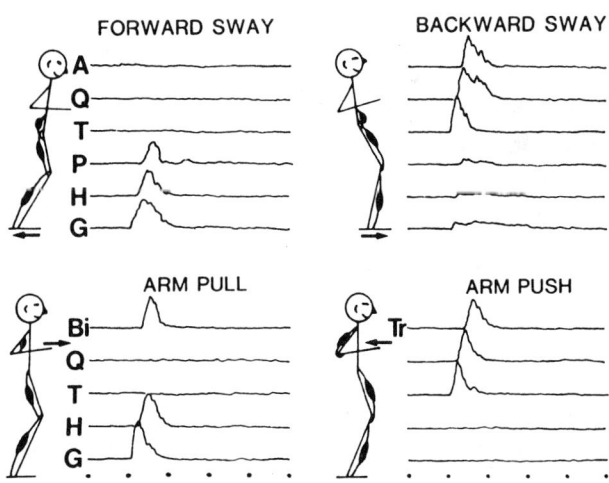

Abb. 4. Haltungskontrolle bei plötzlichen Veränderungen durch Ziehen oder Zurückstoßen der Arme
(untere Reihe) bzw. durch Vorwärts- oder Rückwärtsbewegungen der Standfläche (obere Reihe). Bei
Ableitung des Oberflächen-EMG ist die zeitliche Abfolge der Aktivierung der entsprechenden Muskeln
erkennbar. Nach einem Intervall von ca. 120 ms sind die ersten Reaktionen der kaudalen Muskelgruppen dokumentiert, rasch aufeinander folgen dann die anderen Muskelgruppen (Intervall ca. 20 ms); A
= abdominale Muskeln, Q = Rectus femoris des Quadriceps, T = Tibialis anterior, P = paraspinale
Muskulatur, H = Hüftstrecker, G = Gastrocnemius (med. Anteil), Bi = Biceps des Armes, Tr = Triceps.
(Nach Nashner 1977 sowie Cordo u. Nashner 1982, aus Brooks 1986)

3 Lernprozesse

Eine optimale motorische Kontrolle bestimmter Bewegungsabläufe entwickelt sich im Rahmen von ständigen Lernprozessen. Einblicke in diese Prozesse ließen sich bei Experimenten mit Rhesusaffen gewinnen. So wurden sie in einer Testserie aufgefordert, ein sich hin- und herbewegendes Ziel am Beginn und am Ende zu ergreifen, wobei das Ziel jeweils nach einigen Sekunden von einer Seite zur anderen wechselte. Im Laufe des Übungsprogramms gelang es den Tieren immer glatter und flüssiger, zu folgen (Abb. 5a). In einer ähnlichen Testsituation wurde überprüft, wie rasch die Trainingsprogramme zu einer sicheren und gut programmierten Bewegung führen. Dabei sah man einen steilen Anstieg der glatten und zielgerichteten Bewegungen, sobald der Sinn des Experimentes erkannt worden war (Abb. 5b). Dieser steile Anstieg setzte ein etwa zu dem Zeitpunkt, als 30 - 50 % der Bewegungen richtig waren. Ein einsichtsvolles Lernen führte also schnell zu besseren Erfolgen. Das Experiment unterstützt unsere tägliche Erfahrung, daß der Übungserfolg um so größer ist, je besser der Sinn verstanden wird und je größer damit auch die Motivation ist.

Möglicherweise sind unsere Befürchtungen daher auch unberechtigt, daß bei einem Kind mit einer zerebralen Bewegungsstörung ein pathologisches Bewegungsmuster "rasch" programmiert wird, wenn nicht intensiv und rechtzeitig genug durch die krankengymnastische Übungsbehandlung vorgebeugt wird. Ohne eine positive, erfolgreiche Rückmeldung wird eine falsche Programmierung nicht so schnell zu erwarten sein.

Auch mit neurophysiologischen Methoden wurden motorische Lernprozesse untersucht. Dabei wurde die Aktivität von Gleichspannungspotentialen elektroenzephalographisch erfaßt. Diese Potentiale sind bedingt durch exzitatorische und postsynaptische Depolarisationen der oberflächennahen Neurone und durch Potentialschwankungen der Gliazellen. Gerling et al. (1987) registrierten die Veränderungen über mehreren Hirnregionen während eines motorischen Lernprozesses: Hantieren mit einer Büroklammer oder mit Streichhölzern zwischen den Fingern. Verglich man die Oberflächenpotentiale über der Zentralregion zu Beginn und nach 60 - 70 Durchläufen, so zeigte sich eine deutliche Abnahme des Potentials in den verschiedenen Experimenten. Die Potentiale verringerten sich auf der ipsilateralen Seite rascher als auf der kontralateralen Seite. Bei komplexeren Aufgaben war die Oberflächennegativität stärker ausgeprägt als bei einfacheren, auch die zunehmende Lateralisierung im Laufe des Lernexperimentes war deutlicher zu erkennen.

Aus den beiden zitierten Versuchssituationen ist zu lernen, daß systematisches Training die motorischen Leistungen verbessert, die Bewegungen glatter und gezielter werden läßt, und daß mit der erfolgten Programmierung eine Entlastung der neurophysiologischen Aktivität verbunden ist. Einsichtsvolles Lernen beschleunigt und verbessert offensichtlich die Lernprozesse.

4 Entwicklung der motorischen Kontrolle

Bereits mit 10 Wochen lassen sich Körperbewegungen des Feten sonographisch erkennen. Innerhalb weniger Wochen nehmen Zahl und Variabilität der Bewe-

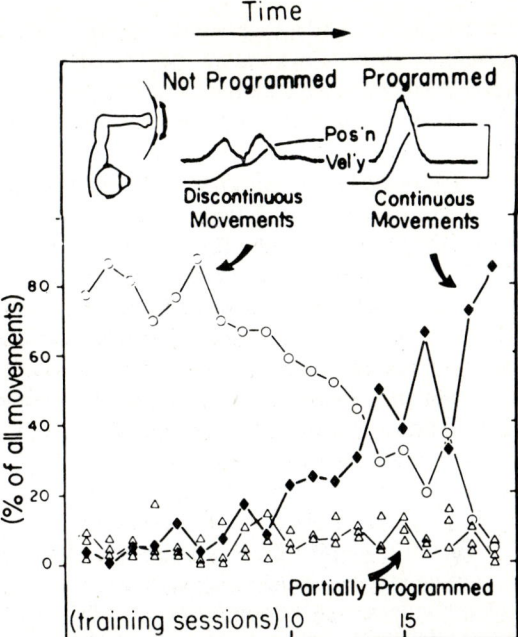

Abb. 5a. Motorisches Lernen beim Rhesusaffen: Start und Stopp einer alternierenden, zielgerichteten Arm-Hand-Bewegung werden programmiert. Der prozentuale Anteil der kontinuierlich durchgeführten Bewegungsabläufe nimmt ständig zu. (Aus Brooks 1986)

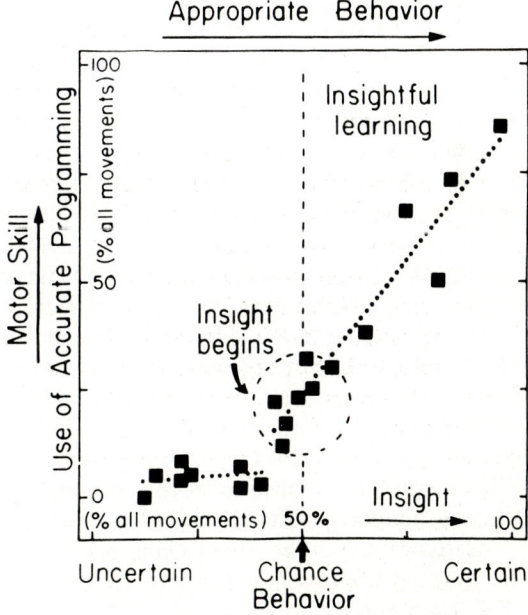

Abb. 5b. Motorisches Lernen beim Rhesusaffen: Ähnliches Experiment, wie bei Abb. 4a. Der prozentuale Anteil der richtig durchgeführten Bewegungsabläufe nimmt ab einem bestimmten Punkt sehr rasch zu. An diesem Punkt besteht eine Chance von 30-50% das Ziel richtig zu erreichen. Erst durch die Einsicht in das Ziel des Lernexperimentes kann dann der Anteil der richtig und programmiert ablaufenden Handlungen steil ansteigen. (Aus Brooks 1986)

gungsabläufe zu (de Vries et al. 1984). Bald lassen sich die bei Neu- und Frühgeborenen schon bekannten typischen Muster beobachten: Schlucken, Atmen, kurze ruckartige Bewegungen der Extremitäten, streckende und rollende Bewegungen des gesamten Körpers usw. Beobachtungen bei unreifen Neugeborenen bestätigen die meist schon gut koordinierten und typischen motorischen Äußerungen (Prechtl et al. 1979; Karch 1978; Karch et al. 1982). Offensichtlich gibt es einen kontinuierlichen Übergang der motorischen Entwicklung vom intrauterinen zum extrauterinen Leben (Prechtl 1984).

Es bestehen also schon sehr früh Bewegungen, die koordiniert ablaufen und z.T. auch noch im Erwachsenenalter zu sehen sind. Ob diese Bewegungsabläufe nur auf der unteren, der spinalen Ebene des Kontrollsystems generiert werden oder nicht schon mitbeeinflußt werden durch die mittlere Ebene der Kontrollfunktionen, läßt sich natürlich nicht sicher sagen. Unwahrscheinlich sind allerdings Kontrollfunktionen von seiten des assoziativen Kortex, da die die neuronale Migration in die kortikalen Schichten im 6. Schwangerschaftsmonat erst endgültig beendet ist. Synaptische Verbindungen werden erst geknüpft, wenn die Neuronen ihren endgültigen Bestimmungsort erreicht haben.

Thelen u. Cooke (1987) untersuchten die Bewegungsabläufe beim "schreitenden" Neugeborenen und verglichen sie mit den Bewegungsabläufen bei etwa 1jährigen Kindern kurz vor und nach dem freien Laufenlernen. Bei Neugeborenen sind Knie-, Hüft- und Sprunggelenkbewegungen eng synchronisiert. Im Alter von 2 Monaten bewegte sich das Sprunggelenk unabhängig von den übrigen Gelenken. Bei den ersten Gehversuchen war das Gangbild schon reifer geworden, man sah aber noch einige unreife Merkmale, wie z.B. Hyperextension im Sprunggelenk am Ende des Schrittes, Hyperflexion von Knie- und Hüftgelenk und eine überschießende Muskelaktivität. Die Autoren nehmen an, daß sich aus den unreifen Schreitbewegungen des Neugeborenen das normale Gangbild langsam entwickelt. Reifung und Entwicklung geschehen unter den funktionellen Anforderungen der Aufrichtung und der Fortbewegung.

Clark et al. (1988) untersuchten die Koordination des phasischen Bewegungsablaufes innerhalb der ersten 6 Monate nach dem Beginn des freien Laufens. Sowohl die zeitlichen als auch die räumlichen Phasenverläufe unterschieden sich von denen eines älteren Kindes oder eines Erwachsenen überraschend wenig. Dies wurde noch klarer, wenn die Kinder nicht gezwungen waren auch noch das Gleichgewicht zu halten, d.h. wenn sie unter den Armen beim Laufen etwas unterstützt wurden. Die Autoren schließen daraus, daß die koordinativen Fähigkeiten schon vor Beginn des Laufenlernens ausgereift sind. Sie werden modifiziert und optimiert durch äußere Anforderungen: z.B. sich in aufrechter Haltung auf zwei Beinen fortzubewegen. Ob zur normalen Entwicklung des aufrechten Gehens die Zwischenstufen Krabbeln oder Sitzen unbedingt erforderlich sind, ist nach diesen Untersuchungsergebnissen zumindest zweifelhaft.

Untersucht man die *Entwicklung der Haltungskontrolle* im Kindesalter, so findet man ebenfalls schon früh ein recht gut funktionierendes System vor. Haas (1987) hat Kinder im Alter von 1 - 15 Jahren auf eine bewegliche Plattform gestellt und die Muskelaktivität der Beinmuskulatur elektromyographisch gemessen, wenn die Plattform plötzlich gekippt wurde (Abb. 6). Er konnte unterschiedlich rasche Antworten sehen. Die eigentlich stabilisierende Antwort dauerte am längsten (Long-loop Antwort). Die Reaktionszeit beim Einjährigen betrug 300 - 350

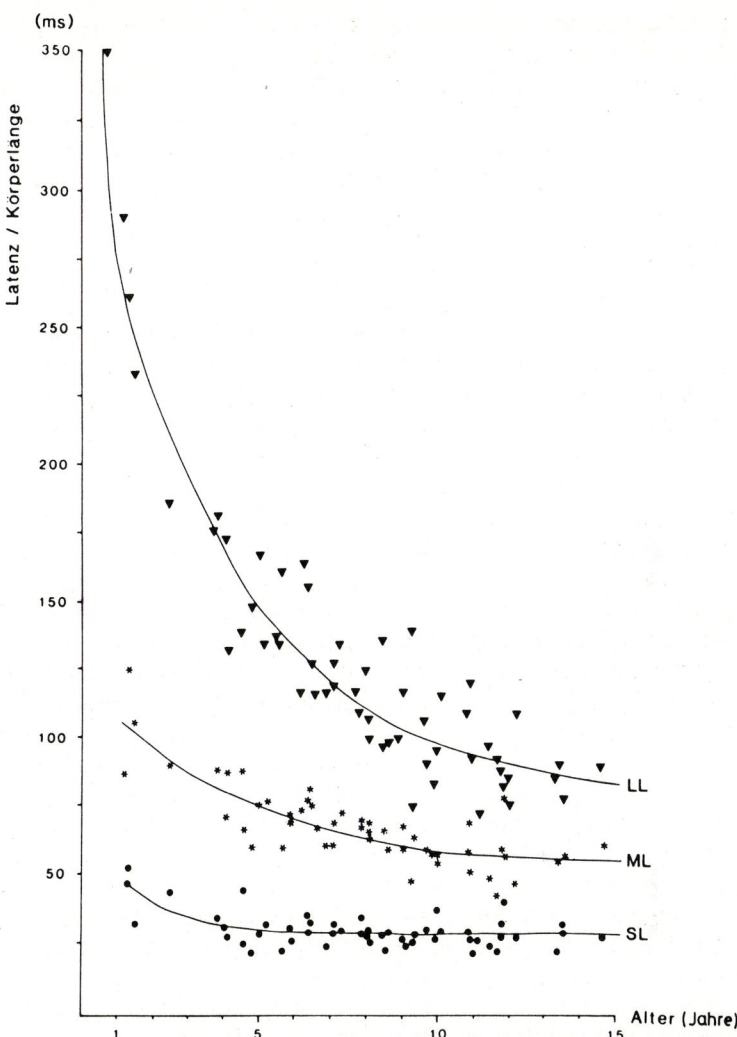

Abb. 6. Entwicklung der Haltungskontrolle bei Störung des Gleichgewichts durch Kippen der Standfläche (Fußspitze nach oben). Dokumentiert ist die Aktivierung des M. triceps surae (SL- und ML-Antworten) und des M. tibialis anterior (LL-Antwort) mittels Oberflächen-EMG. Die kurzfristigen und mittelfristigen Antworten erfolgen reflektorisch. Aber nur die Long-loop (LL)-Antwort stabilisiert die Haltung und hat funktionelle Bedeutung. Sie wird mit zunehmendem Alter der Kinder immer rascher (Latenzen sind auf 1 m Körperlänge "normalisiert"). (Nach Haas 1987)

ms und beim Zehnjährigen etwa 100 - 150 ms. Die mittleren und kurzen Antworten beschleunigten sich im gleichen Zeitraum nur verhältnismäßig wenig, sie sind offensichtlich Ausdruck der Reifungs- und Myelinisierungsvorgänge im spinalensegmentalen System und im peripheren Nerven. Die Verkürzung der Reaktionszeit der Long-loop-Antworten kann nur durch die Beschleunigung der zentralen Verarbeitung im mittleren und obersten Niveau des motorischen Kontrollsystems erklärt werden.

5 Zusammenfassung und Diskussion

Die Kontrolle der motorischen Funktionen erfolgt beim Menschen außerordentlich komplex. Der neuroanatomisch begründete und tierexperimentell dokumentierte hierarchische Aufbau des Kontrollsystems spielt dabei eine relativ geringe Rolle. Jede gezielte Bewegung wird geplant, programmiert und ausgeführt unter ständiger Rückmeldung von den unterschiedlichen Ebenen (Feedbackkontrolle und Efferenzkopie) und mit Hilfe vorausschauender (Feedforward) Kontrolle, um optimal an die aktuellen Erfordernisse angepaßt zu werden. Angeborene Haltungs- und Bewegungsprogramme, wie z.B. Halsstellreflexe, Labyrinthreflexe und Schreitreflex, werden in den Bewegungsablauf integriert (nicht unterdrückt oder dominiert), ebenso wie die durch Übung und Erfahrung erworbenen Bewegungsprogramme. Dabei sind die angeborenen Programme vorwiegend auf segmentalspinaler Ebene und die erworbenen auf der mittleren Ebene (motorischer Kortex, Basalganglien und Kleinhirn) lokalisiert; obwohl auch auf der mittleren Ebene mit der Existenz von angeborenen Bewegungsprogrammen gerechnet werden muß.

Die Entwicklung der Bewegungs- und Haltungskontrolle vollzieht sich kontinuierlich von der pränatalen Motorik ausgehend, die schon sehr differenziert ist. Offensichtlich bestehen schon früh neurophysiologische Systeme, die zur Koordination von Laufbewegungen dienen. Dabei wird das Entwicklungstempo nicht nur von den genetisch vorgegebenen, neuroanatomischen und neurophysiologischen Veränderungen bestimmt, sondern auch von den Anforderungen der Umwelt, sowie physikalischen und biomechanischen Bedingungen. Dies gilt auch für die Entwicklung der Haltungskontrolle, die im wesentlichen bestimmt wird aus den Erfahrungen der mittleren Ebene des motorischen Kontrollsystems.

Gezielte, feinmotorische, gut abgestimmte Fertigkeiten müssen gelernt werden. Das Lernen motorischer Aktionen führt zu immer kontinuierlicheren (glatteren), gezielteren und damit auch insgesamt geschickteren Bewegungen. Die Lernerfolge werden mitbestimmt von der Motivation und von der Einsicht in die Lernziele. Die Fertigkeiten, die gelernt werden sollten, sind damit abhängig von den Anforderungen der Umwelt. Wünsche und Ziele der höchsten Ebene der motorischen Kontrolle werden programmiert auf der mittleren Ebene, die vorhandene (angeborene oder erworbene) Bewegungsmuster modifiziert, reorganisiert und sinnvoll integriert in die geforderte Bewegung oder Handlung.

Literatur

Brooks VB (1986) The Neural Basis of Motor Control. Oxford University Press, New York Oxford

Clark JE, Whitall J, Phillips SJ (1988) Human interlimb coordination: The first 6 months of independent walking. Dev Psychobiol 21: 445-456

Cordo PJ, Nashner, ML (1982) Properties of postural adjustments associated with rapid arm movements. J Neurophysiol 47:287-302

DeVries JP, Visser GHA, Prechtl HFR (1984) Fetal motility in the first half of pregnancy. In: Prechtl HFR (ed) Continuity of Neural Functions from Prenatal to Postnatal Life. Spast Intern Med Publ. Blackwell, Oxford; Lipincott, Philadelphia

Foerster O (1936) Motorische Felder und Bahnen. In: Bumke O, Foerster O (Hrsg) Handbuch der Neurologie, Bd 6. Springer, Berlin

Gerling J, Winker T, Nieman J (1987) Himelektrische Veränderungen beim motorischen Lernen. In: Weinmann H-M (Hrsg) Zugang zum Verständnis höherer Hirnfunktionen durch das EEG. Zuckschwerdt, München

Haas G (1987) Quantifizierung von Störungen der Körperhaltungskontrolle. In: Fichsel H (Hrsg) Aktuelle Neuropädiatrie. Springer, Berlin Heidelberg New York Tokyo

Karch D (1978) Erfassung zentralnervöser Funktionsstörungen bei Früh- und Neugeborenen unter Intensivtherapie. Die diagnostische Bedeutung polygraphischer Untersuchungen. Habilitatonsschrift, Universität Düsseldorf

Karch D, Rothe R, Jurisch R, Heldt-Hildebrandt R, Lübbesmeier A, Lemburg P (1982) Behavioural changes and bioelectric brain maturation of preterm and fullterm newborn infants. A polygraphic study. Dev Med Child Neurol 24:30-47

Nashner LM (1977) Fixed patterns of rapid postural responses among leg muscles during stances. Exp Brain Res 30:13-24

Penfield W, Rasmussen T (1950) The Cerebral Cortex in Man. Macmillan, New York

Prechtl HFR, Fargel JW, Weinmann HM, Bakker HH (1979) Posture, motility and respiration in low-risk preterm infants. Dev Med Child Neurol 21:3-27

Prechtl HFR (1984) Continuity and change in early neural development. In: Prechtl HFR (ed) Continuity of Neural Functions from Prenatal to Postnatal Life. Spast Intern Med Publ. Blackwell, Oxford; Lipincott, Philadelphia

Roland PE, Meyer E, Shibasaki T, Yamamoto YL, Thompson CJ (1982) Regional cerebral blood flow changes in cortex and basal ganglia during voluntary movements in normal human volunteers. J Neurophysiol 48:467-480

Roland PE (1984) Organization of motor control by the normal human brain. Human Neurobiol 2:205-216

Schmidt RF (Hrsg) (1987) Grundriß der Neurophysiologie. Heidelberger Taschenbücher, Bd 96. Springer, Berlin Heidelberg New York Tokyo

Thelen E, Cooke DW (1987) Relationship between newborn stepping and later walking: A new interpretation. Dev Med Child Neurol 29:380-393

Methodik der Entwicklungsdiagnostik

Beate Rennen-Allhoff

1 Einführung

Mit "Entwicklung" kann recht Unterschiedliches gemeint sein. So kann man an eine quantitative Zunahme, wie etwa bei der Zunahme des Wortschatzes, denken (s. Abb. 1). Man kann auch das Modell einer gesetzmäßigen Stufenfolge vor Augen haben, wie sie bei der Ausbildung des Greifens im ersten Lebensjahr zu beobachten ist (s. Abb. 2). Auf das Greifen mit der ganzen Hand folgt das Greifen mit Daumen-Finger-Opposition, das wiederum vom Pinzettengriff abgelöst wird. Ebenso könnte man aber auch an die Verarbeitung charakteristischer Lebensereignisse wie Einschulung, Geburt des ersten Kindes oder Verlust des Partners denken.

Grundsätzlich kann Entwicklung also die gesamte Lebensspanne betreffen, und je nach Entwicklungsbereich, Altersspanne und theoretischer Ausrichtung können unterschiedliche Modellvorstellungen leitend sein. Tatsächlich beschränkt sich Entwicklungsdiagnostik aber weitgehend auf das Kindes- und Jugendalter.

Ziel der Entwicklungsdiagnostik ist es, eine Person anhand beobachteter Verhaltensweisen auf der gewählten Entwicklungsvariablen zu lokalisieren. Neben den quantitativen und qualitativen Veränderungen bei einer Person interessieren auch die Unterschiede hinsichtlich Geschwindigkeit, Muster und Verlauf dieser Veränderungen. In Kinderheilkunde, klinischer Entwicklungspsychologie und Heilpädagogik soll Entwicklungsdiagnostik vor allem dazu dienen, entwicklungsverzögerte Kinder oder solche, die ohne besondere Behandlung eine Verzögerung ausbilden werden, herauszufinden, ihr Verhaltensrepertoire so detailliert zu beschreiben, daß daraus Ansatzpunkte für eine Förderung gewonnen werden können, den Entwicklungsverlauf bei verschiedenen physiologischen Beeinträchtigungen unter bestimmten Interventionsbedingungen und unter sogenannten "natürlichen" Bedingungen zu erforschen und im Einzelfall Fortschritte eines Kindes zu objektivieren.

Das setzt diagnostische Instrumente voraus, die objektiv und zuverlässig den jeweiligen Entwicklungsaspekt erfassen. Bei vielen dieser Fragestellungen ist es außerdem erforderlich, daß das Verhalten oder die Leistung eines Kindes zu dem Verhalten vergleichbarer Kinder in Beziehung gesetzt werden kann.

So läßt sich Punktwerten in zwei Teilskalen eines Entwicklungstests weder entnehmen, ob entsprechende Leistungen gut oder schlecht für Kinder entsprechenden Alters sind noch kann man erkennen, ob das betreffende Kind im einen Bereich besser entwickelt ist als im anderen. Dazu müssen an repräsentativen Stichproben gewonnene Vergleichsdaten zur Verfügung stehen, aus denen Norm- oder Standardwerte gewonnen werden können. Fast alle deutschsprachigen Ver-

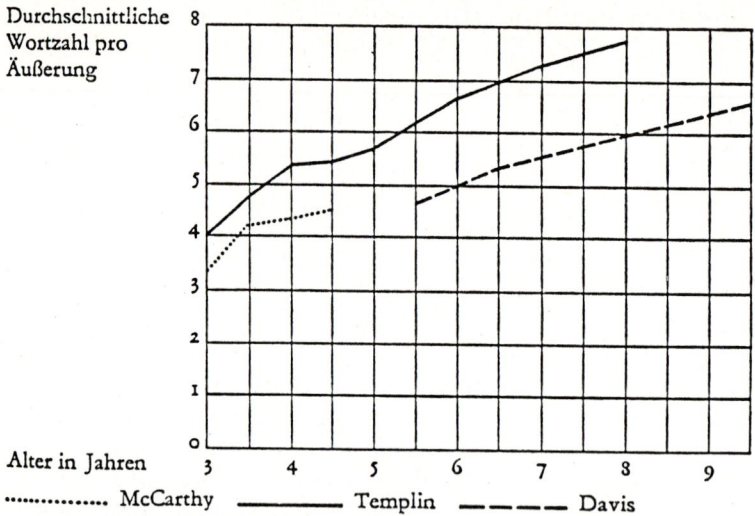

Durchschnittliche Wortzahl pro Äußerung

Alter in Jahren

················· McCarthy ———— Templin ———— Davis

Abb. 1. Durchschnittliche Wortzahl pro Äußerung bei Kindern verschiedenen Alters in Untersuchungen von McCarthy (1930), Davis (1937) und Templin (1957). (Aus Nickel 1975)

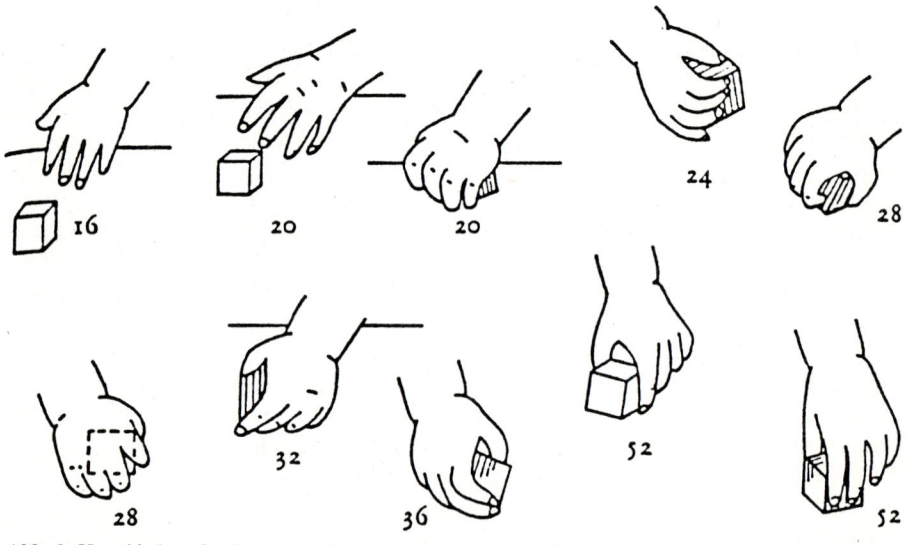

Abb. 2. Verschiedene Stadien in der Entwicklung der Greifbewegungen im Alter von 16 - 52 Wochen nach Halverson (1931). (Aus Nickel 1975)

fahren weisen leider hinsichtlich der Repräsentativität der Normierungsstichprobe erhebliche Mängel auf, wodurch die Testinterpretation sehr erschwert wird.

Klassische Standardwerte in der Entwicklungsdiagnostik sind Entwicklungsalter und Entwicklungsquotient. Die meisten Entwicklungsalterswerte sind so angelegt, daß bei einer völlig durchschnittlichen Leistung das Entwicklungsalter dem Lebensalter entsprechen sollte. Schneidet ein Kind besser ab als der Durchschnitt seiner Altersgruppe, so ist das Entwicklungsalter höher als das Lebensalter,

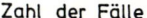
Zahl der Fälle

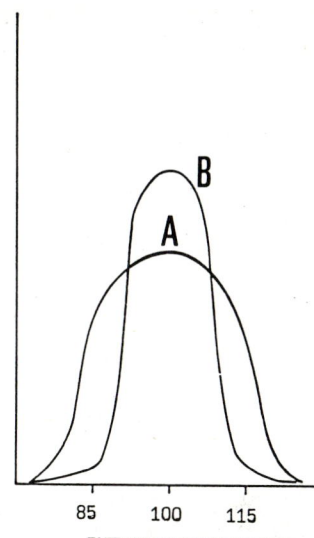

ENTWICKLUNGSQUOTIENT

Abb. 3. Zwei Verteilungen von Entwicklungsquotienten

schneidet es schlechter ab, ist das Entwicklungsalter hingegen niedriger als das chronologische Alter. Da beispielsweise ein Rückstand in der Intelligenzentwicklung um jeweils drei Jahre bei einem vierjährigen Kind sehr viel gravierender ist als bei einem vierzehnjährigen, dieselbe zahlenmäßige Differenz also in unterschiedlichem Alter eine andere Bedeutung hat, wurde bald vorgeschlagen, das Entwicklungsalter durch das Lebensalter zu dividieren. In der Regel wurde hier noch mit 100 multipliziert, so daß ein Entwicklungsquotient von 100 eine durchschnittliche Entwicklung anzeigte.

Entwicklungsalters- und Entwicklungsquotientenwerte weisen einige wichtige Nachteile auf, die dazu geführt haben, daß diese Art der Normierung international nicht mehr gebräuchlich ist. Selbst einige neuere bundesrepublikanische Instrumente benutzen jedoch dieses Konzept weiter, so daß auf die erwähnten Nachteile kurz eingegangen werden soll: Entwicklungsalter und Entwicklungsquotient beziehen nur Angaben über die durchschnittliche Leistung von Kindern bestimmten Alters ein. Ebenso wichtig für die Interpretation sind aber Informationen über die übliche Streuung von Werten. So hat etwa ein Entwicklungsquotient von 87 in den beiden in Abb. 3 dargestellten Fällen eine völlig unterschiedliche Bedeutung. In Fall A kommt solch ein Wert recht häufig vor und kann noch als durchschnittlich angesehen werden, in Fall B ist er hingegen bereits deutlich unterdurchschnittlich. Bei verschiedenen Entwicklungstests oder bei demselben Entwicklungstest bei unterschiedlichen Altersgruppen kann danach derselbe Entwicklungsquotient eine ganz andere Bedeutung haben. Das gilt auch für verschiedene Teilskalen eines Instruments. So ist zum Beispiel die Streuung des sprachlichen Entwicklungsstandes bei Kleinkindern im Normalbereich sehr hoch.

Aus diesem Grunde verwenden moderne Verfahren sogenannte Abweichungsquotienten oder andere Standardwerte wie Z-Werte oder T-Werte, die sowohl Mittelwert als auch Streuung berücksichtigen. Auch Prozentrangwerte, die Angaben darüber machen, wieviel Prozent der Normierungsstichprobe schlechter abge-schnitten haben, sind deshalb informativer als traditionelle Entwicklungsalters-oder Entwicklungsquotientenwerte.

Ein Instrument ist zuverlässig (reliabel), wenn es weitgehend fehlerfrei mißt, wobei an zahlreiche Fehlerquellen zu denken ist: So ist unter anderem bei der Untersuchung von Säuglingen und Kleinkindern eine völlig objektive Testdurch-führung unmöglich. Es handelt sich hier fast immer um Individualtests, und die Testwerte sind Resultate eines Interaktionsprozesses zwischen Untersucher und Kind. Auch ist meist nicht exakt festgelegt, welche Aufgaben vorzugeben sind. Außerdem stimmen verschiedene Beobachter desselben Verhaltens durchaus nicht vollständig hinsichtlich der Frage der Lösung oder Nicht-Lösung der betreffenden Aufgaben überein. Schließlich gibt die Handanweisung gelegentlich nicht exakt genug an, wie aus dem Lösungsmuster ein Skalenwert bestimmt werden soll. In unseren eigenen Untersuchungen (Rennen-Allhoff 1987) deuteten sich beträchtli-che Unterschiede zwischen den Durchschnittswerten bei verschiedenen Untersu-chern, insbesondere im ersten Lebensjahr, an. Auch ergaben sich hier zwischen Testung und Retestung nach ein bis zwei Tagen durch eine andere Untersucherin zum Teil erhebliche Verschiebungen.

Ein Test kann schließlich zuverlässig sein, ohne wirklich das zu messen, was man messen will, ohne also auch valide zu sein. Durch Überprüfung des theore-tischen Konzeptes, der Aufgabenzusammensetzung und durch empirische Studien können Hinweise auf die Validität gewonnen werden.

Auf zwei häufig verwendete Entwicklungstests soll näher eingegangen werden: Frostigs Entwicklungstest der visuellen Wahrnehmung und die Münchener Funk-tionelle Entwicklungsdiagnostik für das zweite und dritte Lebensjahr.

2 Frostigs Entwicklungstest der visuellen Wahrnehmung

Das Verfahren wurde von Frostig 1961 publiziert, eine deutsche Bearbeitung wur-de 1974 von Lockowandt vorgelegt. Daneben existieren zwei deutsche Kurzfor-men (Lockowandt u. Brinkkötter 1978).

Die Autorin ging bei der Konstruktion davon aus, daß es in der kindlichen Entwicklung aufeinanderfolgende Schwerpunkte gibt. Im Säuglingsalter bilde die sensumotorische Entwicklung einen solchen Schwerpunkt, dann trete die Ausbil-dung der Sprache in den Vordergrund. Zwischen dreieinhalb und siebeneinhalb Jahren sei die Wahrnehmungsentwicklung besonders wichtig, ehe dann im Schul-alter die Entwicklung der eigentlichen Denkfunktionen dominierend werde. Jede dieser Perioden sei zu einem erheblichen Teil von der Bewältigung der vorherge-henden abhängig. Die für das Schulalter wichtige intellektuelle Entwicklung sei also unter anderem von den vorher erworbenen Wahrnehmungsfertigkeiten be-stimmt. Insbesondere wird von Zusammenhängen zwischen Wahrnehmungslei-stungen und späteren Schreib- und Leseleistungen ausgegangen (Frostig et al. 1977). Mit dem Verfahren sollen nun solche Wahrnehmungsfunktionen erfaßt werden, die besonders eng mit dem Lesen und Schreiben verknüpft sind, um Kinder, die darin Schwierigkeiten zeigen, frühzeitig identifizieren und behandeln zu können.

Im einzelnen geht es um fünf Bereiche, die mit Aufgabenbeispielen in Abb. 4

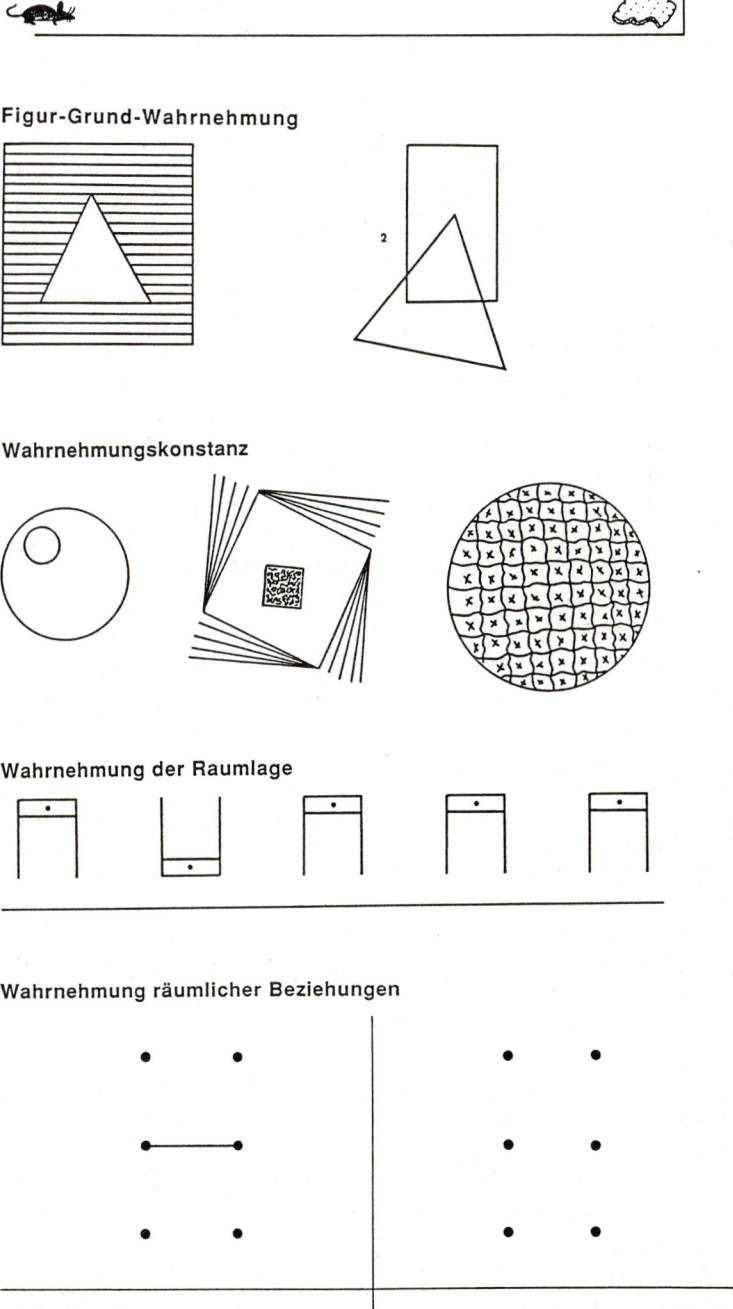

Visuomotorische Koordination

Figur-Grund-Wahrnehmung

Wahrnehmungskonstanz

Wahrnehmung der Raumlage

Wahrnehmung räumlicher Beziehungen

Abb. 4. Frostigs Entwicklungstest der visuellen Wahrnehmung

dargestellt sind. Zur Überpüfung der visuomotorischen Koordination sollen zwischen unterschiedlich breiten Begrenzungen Linien eingezeichnet werden. Bei der Erfassung der Figur-Grund-Wahrnehmung müssen auf Vorlagen abgebildete Figuren in komplexen Darstellungen aufgefunden werden. Beim Untertest Wahrnehmungskonstanz ist verlangt, bestimmte Formen in unterschiedlicher Lage, Größe und Umgebung wiederzuerkennen. Die Erfassung der Lage im Raum wird geprüft, indem aus einer Reihe von Figuren diejenige, die sich von den anderen durch ihre Lage unterscheidet bzw. die darin als einzige mit einer vorgegebenen Figur übereinstimmt, angekreuzt werden muß. Die Wahrnehmung räumlicher Beziehungen schließlich wird überprüft, indem in Punktefelder eingezeichnete Figuren so abgezeichnet werden sollen, daß sie entsprechend in die Punkte eingebettet sind.

Durchführungsobjektivität soll durch die wörtliche Vorgabe der Instruktionen erreicht werden. Allerdings sind die Instruktionen für Kinder von vier bis sieben Jahren, für die die deutsche Fassung gedacht ist, wie der gesamte Test sehr lang und ziemlich schulmeisterlich. Der Test kann sowohl einzeln als auch in Gruppen durchgeführt werden. Für die Verwendung als Einzeltest wird eine Durchführungszeit von 30 - 45 min, bei Gruppentestungen von 40 - 60 min angegeben.

Bei der Auswertung wird für jedes der 58 Items nach den in der Handanweisung angegebenen Richtlinien die Punktzahl bestimmt, die Punkte werden dann pro Subtest addiert, und aus der Summe der Subtestwerte ergibt sich der Gesamtrohwert. Die deutsche Version bietet dazu für die Subtests und den Gesamtwert Prozentrangnormen. Prozenträge im oberen Quartil werden als hoch, solche im unteren als niedrig, alle übrigen als durchschnittlich angesehen. Außerdem kann nach Lockowandt (1974) das Profil interpretiert werden: Hier soll beurteilt werden, ob eine homogene oder heterogene Wahrnehmungsstruktur vorliegt. Dafür werden allerdings keine näheren Hinweise gegeben, und die erforderlichen statistischen Angaben fehlen im Testhandbuch, so daß hier zu Vorsicht geraten werden muß, zumal die Zuverlässigkeit des Profils nach einer Untersuchung von Engelhard (1975) gering ist.

Die deutsche Normierung wurde an 1200 vier- bis siebenjährigen Kindern aus dem Bielefelder Raum, die über schulische und vorschulische Instutionen gewonnen wurden, durchgeführt.

Nähere Angaben zur Stichprobenzusammensetzung werden nicht gemacht. Sowohl die Angaben im Testhandbuch als auch eine spätere Untersuchung von Engelhard zeigten, daß der Test verhältnismäßig viele recht leichte und sehr schwierige Aufgaben aufweist, daß es aber an Aufgaben mittlerer Schwierigkeit mit engen Beziehungen zum Skalenresultat mangelt. Entsprechend ist die Homogenität der Aufgaben in den Subtests bis auf Skala 2 recht gering. Ähnliches gilt für die Wiederholungszuverlässigkeit. Günstiger stellte sich die Zuverlässigkeit des Gesamtwertes dar, allerdings war auch sie für die Diagnostik des Einzelfalls nicht nach allen Untersuchungen hinreichend.

Hinsichtlich der Validität des Verfahrens geht es vor allem darum, ob der Test wirklich ein Wahrnehmungstest ist, ob damit − wie vorgesehen − verschiedene Aspekte erfaßt werden, ob sich enge Zusammenhänge zur Schul- und insbesondere der Leseleistung nachweisen lassen, und ob entsprechende Leistungen so trainierbar sind, daß sich schulbezogene Leistungen dadurch verbessern lassen.

Auf die letzte Frage wird im Kapitel über kognitive Frühförderung näher eingegangen (s. S. 69). Die Zusammenhänge zu anderen Wahrnehmungstests sind offenbar nicht hoch (Corah u. Powell 1963; Donovan u. Mitchell 1978), jedoch fanden sich in der Regel mittlere bis hohe Zusammenhänge zu Intelligenzleistungen, vor allem wenn man den visuomotorischen Subtest, der wie der Gesamtwert enge Beziehungen zu feinmotorischen Aufgaben aufwies (Kornmann et al. 1975) außer Betracht ließ (Lockowandt 1973, 1974; Sand et al. 1973). Zwischen den Subskalen fanden sich recht hohe Gemeinsamkeiten. In einer Untersuchung von Ohnmacht u. Olson (1968) zeigte sich, daß die spätere Leseleistung besser durch Tests der Lesevoraussetzungen und der Intelligenz als durch den Frostig-Test vorausgesagt werden konnten. Empirische Untersuchungen konnten damit insgesamt nicht belegen, daß das Verfahren den von der Autorin verfolgten Zielen entspricht. Warum dennoch mit diesem Konzept gelegentlich positive Ergebnisse erzielt werden, darauf wird im Zusammenhang mit der kognitiven Frühförderung zurückzukommen sein.

3 Münchener Funktionelle Entwicklungsdiagnostik für das 2. und 3. Lebensjahr

Als Fortsetzung der 1978 von Hellbrügge et al. publizierten Münchener Funktionellen Entwicklungsdiagnostik für das 1. Lebensjahr wurde das Verfahren 1984 von Köhler u. Egelkraut vorgelegt. Zwischen den beiden Versionen bestehen allerdings erhebliche Unterschiede, die leicht zu Verwirrungen führen können.

Ziel ist die behandlungsorientierte Frühdiagnose angeborener oder früh erworbener Entwicklungsstörungen. Dazu sollen sieben Verhaltensbereiche untersucht werden (s. Tabelle 1).

Innerhalb jedes Verhaltensbereiches sind die Aufgaben nach dem Alter, in dem sie von rund 50% der Kinder in der Normierungsstichprobe gelöst wurden, angeordnet. Zusätzlich ist bei jedem Item, wie in Abb. 5 beispielhaft für die Selbständigkeitsskala dargestellt, die 95%-Marke aufgeführt, d.h. das Alter, in dem die Aufgaben von 95% der Kinder gelöst wurde.

Die ersten Aufgaben jeder Skala beziehen sich noch auf das 1. Lebensjahr. Pro Skala gibt es zwischen 17 und 30 Aufgaben. Welche Aufgaben einem Kind vorgelegt werden, hängt von seinem Entwicklungsstand ab. Dabei sollen zumindest nach unten hin drei aufeinanderfolgende leichtere Items gelöst und nach oben hin drei aufeinanderfolgende schwierigere nicht mehr gelöst sein, so daß pro Skala mindestens sechs, d.h. insgesamt 42 Items benutzt werden müssen. In unseren eigenen Untersuchungen (Rennen-Allhoff 1987) konnten wir die Itemfolge an einer Marburger Stichprobe nicht exakt replizieren, so daß wir vorsichtshalber eher noch mehr Items einsetzen würden. Auf dem Untersuchungsbogen wird das Abschneiden bei jeder Aufgabe durch eine von sieben Signierungen festgehalten. Diese Vielzahl der Notationen soll bei der Interpretation Hinweise auf das Zustandekommen der Skalenwerte bieten. Für die formale Bestimmung der Skalenwerte werden diese Signierungen zunächst auf die Kategorien "gelöst" und "nicht gelöst" reduziert. Für jeden der sieben Funktionsbereiche wird dann ein Entwicklungsalter bestimmt, und zwar orientiert sich dieses Entwicklungsalter – anders als bei anderen Entwicklungstests und anders auch als bei der Münchener Funktionellen Entwicklungsdiagnostik für das 1. Lebensjahr – an dem ersten nach

Tabelle 1. Münchener Funktionelle Entwicklungsdiagnostik 2./3. Lebensjahr, Bereiche und Aufgabenbeispiele

SKALA	BEISPIEL-ITEM
Laufen	Zieht sich in den Stand hoch und bleibt einige Sekunden lang stehen
Handgeschick	Zieht sich den Armreif vom Arm
Perzeption	Findet Gegenstand unter einem Becher
Sprechen	Ahmt Geräusche nach
Sprachverständnis	Sucht auf Befragen Vater und Mutter
Sozialverhalten	Kann Aufforderungen durch Protest ablehnen
Selbständigkeit	Zieht sich die Mütze vom Kopf

oben hin nicht mehr gelösten Item des entsprechenden Alterswertes (50%-Marke). Werden die Aufgaben nicht bündig gelöst, so daß das Auswertungsmuster Lücken aufweist, was nach unseren Ergebnissen häufig der Fall ist, so muß das Entwicklungsalter in Anlehnung an die in der Handanweisung aufgeführten Beispielfälle bestimmt werden. Analog soll außerdem jeweils die sogenannte Toleranzgrenze ermittelt werden. Dazu werden statt der 50%-Marken die 95%-Marken benutzt. Entwicklungsalter und Toleranzgrenzen werden dann in ein Profilblatt eingetragen. Schneidet das Kind in einem oder mehreren Bereichen unterhalb der Toleranzgrenze ab, so ist nach Ansicht der Testautoren eine Therapie zu erwägen.

Die Auswertung ist also recht umständlich und die verwendeten Entwicklungsalter-Normwerte sind, wie zu Beginn ausgeführt, sehr problematisch. Da zur Streuung und zur Zuverlässigkeit der Skalenwerte keine Angaben gemacht werden, ist die Profilinterpretation mit entscheidenden Unsicherheiten verbunden. Man weiß ohne solche Werte nicht, mit was für Unterschieden zwischen den Skalenwerten zu rechnen ist, zumal sich in unserer schon erwähnten Studie bei 15 Monate alten Marburger Kindern die Mittelwerte und Streuungen der Skalen unterschieden (s. Abb. 6).

In dieser Studie wurde auch bei dieser Altersgruppe die Zuverlässigkeit der Skalen überprüft. Die Entwicklungsalterswerte von Untersucherinnen und bei den Testungen anwesenden unabhängig kodierenden Beobachterinnen stimmten, wie Tabelle 2 zeigt, weitgehend gut überein. Wie zu erwarten, fielen die Übereinstimmungen zwischen Testungen und Retestungen nach ein bis zwei Tagen durch eine andere Untersucherin niedriger aus (s. Tabelle 3).

Am schlechtesten schnitt auch in dieser Hinsicht die Perzeptionsskala ab, während die Retest-Reliabilität der Lauf-, der Sprech- und der Selbständigkeitsskala als gut bezeichnet werden kann. Die Retest-Reliabilität dieser Skalen liegt deutlich über der, die wir auf dieser Altersstufe für die Bayley-Skalen ermittelt haben. Die Ergebnisse sind damit, anders als die zur Säuglingsversion, recht ermutigend in Hinblick auf die Zuverlässigkeit.

Zur Überprüfung der Frage, inwieweit die Skalen wirklich Unterschiedliches messen, wurde die Matrix der Interkorrelationen faktorisiert (Hauptachsenanalyse mit anschließender Varimax-Rotation). Dabei ergaben sich drei Faktoren, die zusammen 47% der Gesamtvarianz aufklärten. Der erste Faktor war vor allem durch das Lauf- und das Selbständigkeitsalter charakterisiert und kann als motorischer Faktor aufgefaßt werden, wenn man berücksichtigt, daß alle verwendeten Aufgaben aus der Selbständigkeitsskala feinmotorische Fertigkeiten verlangen. Mit dem

Name des Kindes: _____   Untersuchungsdatum: _____

50 %	Selbständigkeitsalter	95 %	Lebensalter	
36	Zieht sich unter Anleitung vollständig an			
33	Ist in der Regel nachts trocken			
31	Zieht sich die Hose selbst an	42		
30	Ist tagsüber in der Regel trocken und sauber	41		
28	Bleibt manchmal während des Mittagsschlafes trocken	38		
27	Bleibt manchmal tagsüber trocken	37		
26	Öffnet große Knöpfe selbst	35		
25	Wäscht sich die Hände mit Seife und trocknet sie ab	34		
24	Zieht sich das Unterhemd an	33		

Abb. 5. Münchener Funktionelle Entwicklungsdiagnostik, Ausschnitt aus dem Testbogen. (Nach Köhler u. Egelkraut 1984)

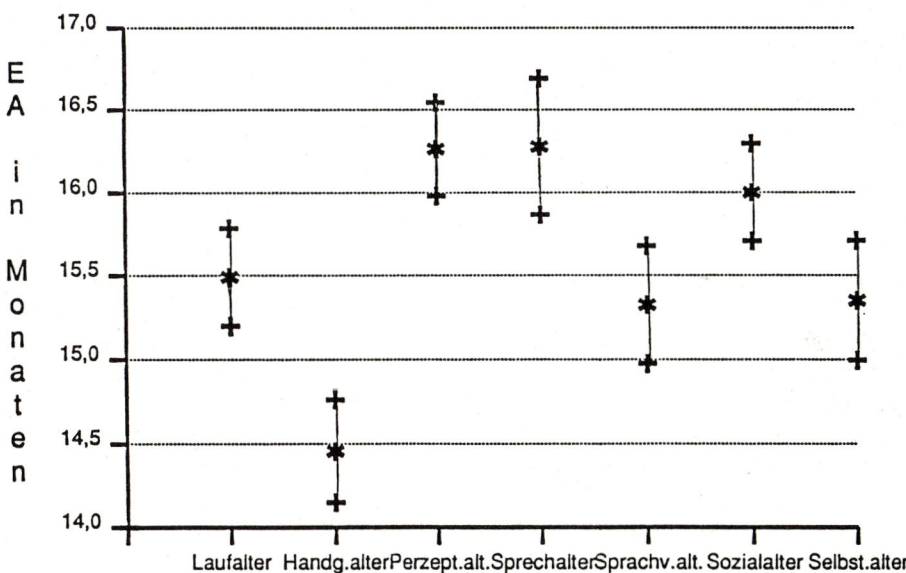

Abb. 6. Münchener Funktionelle Entwicklungsdiagnostik 2./3. Lebensjahr, Mittelwerte und Vertrauensbereiche (95 %). (Aus Rennen-Allhoff 1987)

zweiten Faktor, der bedeutsame Ladungen in der Handgeschicklichkeits- und Perzeptionsskala aufwies, wird das angesprochen, was Gesell als Adaption bezeichnete und als besonders aussagekräftig im Hinblick auf die Intelligenzentwicklung ansah. Die Faktorenanalyse bestätigte hier den Eindruck aus der Inspektion der Skalen: Es ist schwierig, einen wesentlichen inhaltlichen Unterschied zwischen den beiden Aufgabenbereichen zu entdecken. Der dritte Faktor wurde durch Sprachverständnis- und Sozialskala, in etwas geringerem Maß auch durch das

Tabelle 2. Münchener Funktionelle Entwicklungsdiagnostik 2./3. Lebensjahr, Untersucher-Beobachter-Korrelationen. (Aus Rennen-Allhoff 1987)

	r =
Laufalter	.90***
Handgeschicklichkeits-alter	.94***
Perzeptionsalter	.89***
Sprechalter	.94***
Sprachverständnis-alter	.92***
Sozialalter	.93***
Selbständigkeits-alter	.97***

Tabelle 3. Münchener Funktionelle Entwicklungsdiagnostik 2./3. Lebensjahr, Test-Retest-Korrelationen

	r =
Laufalter	.79***
Handgeschicklichkeits-alter	.65***
Perzeptionsalter	.44***
Sprechalter	.81***
Sprachverständnis-alter	.65***
Sozialalter	.68***
Selbständigkeits-alter	.82***

Sprechalter, markiert und könnte als Kooperations- oder Kommunikationsfaktor interpretiert werden.

Andere Studien zur Testgüte sind mir nicht bekannt, im Manual fehlen entsprechende Angaben.

Auf dem Hintergrund unserer Ergebnisse scheint eine − vermutlich ohne großen Aufwand durchführbare − Bearbeitung mit dem Ziel einer Verbesserung der Normierung und eventuelle Zusammenfassung verwandter Skalen lohnend.

4 Fazit

Die meisten deutschsprachigen entwicklungsdiagnostischen Verfahren für die ersten Lebensjahre weisen – wie die Münchener Funktionelle Entwicklungsdiagnostik – Mängel in der Normierung auf. Das ist mit erheblichen Unsicherheiten bei der Diagnostizierung von Entwicklungsrückständen verbunden, sofern diese Rückstände nicht sehr groß sind. Die geringe Stabilität von Testwerten in diesem Alter läßt es allerdings sowieso geraten erscheinen, hier recht strenge Maßstäbe anzulegen, wie das nach unseren Ergebnissen übrigens auch die Denver-Entwicklungsskalen tun, obwohl das zahlenmäßige Verhältnis etwa zwischen dem als Screening-Verfahren konzipierten Denver-Test und der als Abklärungsdiagnostik gedachten Münchener Funktionellen Entwicklungsdiagnostik eigentlich umgekehrt sein sollte.

Wie das Beispiel des Frostig-Tests zeigt, stehen auch nicht alle Entwicklungstests auf solidem theoretischen Fundament. Es bleibt festzuhalten, daß wirklich befriedigende entwicklungsdiagnostische Verfahren für die ersten Lebensjahre, die auch normiert sind, noch der Entwicklung harren. Inwieweit dabei völlig andere Ansätze, etwa zur Gewöhnung an gleichbleibende Reize, eine Rolle spielen werden, muß zur Zeit noch offen bleiben.

Literatur

Corah NL, Powell BJ (1963) A factor analytic study of the Frostig Developmental Test of Visual Perception. Percept Mot Skills 16: 59 - 63

Donovan G, Mitchell MM (1978) Analysis of the Developmental Test of Visual Perception and the Motor-Free Visual Perception Test. Percept Mot Skills 46: 1284-1286

Egelkraut HD, Köhler G (1983) Abschlußbericht zum Forschungsprojekt "Normierung eines entwicklungsdiagnostischen Verfahrens für das 2. Lebensjahr." Universität München, Institut für Soziale Pädiatrie und Jugendmedizin

Engelhard W (1975) Die Validität des Frostig Developmental Test of Visual Perception (DTVP). Z Entwicklungspsychol Pädagog Psychol 7: 100-112

Frostig M (1961) Developmental Test of Visual Perception, 3rd edn. Marianne Frostig School for Educational Therapy, Los Angeles

Frostig M, Horne D, Miller A-M (1977) Wahrnehmungstraining, 2. Aufl. Crüwell, Dortmund

Hellbrügge T, Lajosi F, Menara D, Schamberger R, Rautenstrauch T (1978) Münchener Funktionelle Entwicklungsdiagnostik. Erstes Lebensjahr. Urban & Schwarzenberg, München

Köhler G, Egelkraut H (1984) Münchener Funktionelle Entwicklungsdiagnostik für das zweite und dritte Lebensjahr, Handanweisung (Vorabdruck). Universität München, Institut für Soziale Pädiatrie und Jugendmedizin

Kornmann R, Richter H, Müller H-P (1975) Ist Frostigs Entwicklungstest der visuellen Wahrnehmung (FEW) ein reiner Wahrnehmungstest? – Graphomotorik als Aspekt seiner differentiellen Validität. Prax Kinderpsychol Kinderpsychiat 25: 256-259

Lockowandt O (1973) Diagnostik der Wahrnehmungsentwicklung. Eine Untersuchung zur Validität des Frostig-Tests. In: Reinert G (Hrsg) Bericht über den 27. Kongreß der DGP in Kiel. Hogrefe, Göttingen, S 617-622

Lockowandt O (1974) Frostigs Entwicklungstest der visuellen Wahrnehmung (FEW). Beltz, Weinheim

Lockowandt O, Brinkkötter R (1978) Statistische und praktische Analyse einer Kurzform zu Frostigs Entwicklungstest der visuellen Wahrnehmung. Diagnostica 24: 275-281

Nickel H (1975) Entwicklungspsychologie des Kindes- und Jugendalters, Bd 1, 3. Aufl. Huber, Bern

Ohnmacht FW, Olson AV (1968) Canonical analysis of reading readiness measures and the Frostig Developmental Test of Visual Perception. Educ Psychol Measurem 28: 479-484

Rennen-Allhoff B (1987) Unveröffentl. Abschlußbericht zum Forschungsprojekt PKE 27 "Brauchbarkeit entwicklungsdiagnostischer Verfahren für das Säuglingsalter." Abteilung Kinder- und Jugendpsychiatrie der Rhein. Landesklinik Düsseldorf, Psychiatrische Universitätsklinik

Sand PL, Taylor N, Rawlings M, Chitnis S (1973) Performance of children with spina bifida manifesta on the Frostig Developmental Test of Visual Perception. Percept Mot Skills 37: 539-546

Psychosoziale Einflüsse auf die Entwicklung

Hans G. Schlack

1 Einleitung

Frühkindliche Hirnschädigungen als Folge von Komplikationen während Schwangerschaft und Geburt wurden aus der Sicht retrospektiver Erhebungen als der entscheidende ursächliche Faktor für spätere Entwicklungsstörungen und Behinderungen angesehen. So kamen z.B. Pasamanick u. Knobloch (1966) bei der Auswertung mehrerer retrospektiver Studien zu dem Ergebnis, daß Zahl und Schwere prä- und perinataler Risiken mit dem Ausmaß späterer Beeinträchtigung positiv korreliert waren, und daß hieraus die Annahme eines kausalen Zusammenhangs abgeleitet werden könne.

Prospektive Untersuchungen haben an diesem Erklärungsmodell erhebliche Zweifel aufkommen lassen. Sameroff u. Chandler (1975) stellten bei Durchsicht mehrerer amerikanischer Verlaufsstudien fest, daß ein linearer kausaler Zusammenhang zwischen der biologischen Risikobelastung in Zusammenhang mit Schwangerschaft und Geburt und späteren Entwicklungsstörungen offensichtlich nicht besteht.

Dabei ist besonders hervorzuheben, daß sich der Begriff des biologischen Risikos (reproductive casualty) nicht nur auf anamnestische Daten wie Gestose, Frühgeburt oder perinatale Hypoxie erstreckt, sondern auch auf Abnormitäten des Verhaltens, des neurologischen Befundes und der frühen Entwicklung des Säuglings, woraus hervorgeht, daß die anamnestisch erfaßbaren Komplikationen sich auch tatsächlich auf den Organismus des Kindes ausgewirkt haben.

Zu den heutigen Vorstellungen über die relative Bedeutung körperlicher Schäden einerseits und von Umweltfaktoren andererseits für die kindliche Entwicklung haben in erster Linie diejenigen Verlaufsstudien beigetragen, in welchen biologische und soziale Risikofaktoren gleichzeitig und prospektiv erfaßt wurden. Die 1955 begonnene Hawaii-Studie (Werner et al. 1968, 1971) erbrachte Evidenz für den mit zunehmendem Alter mehr und mehr dominierenden Einfluß der Umweltfaktoren. Das bedeutet, daß angeborene funktionelle Defizite unter günstigen sozialen Bedingungen minimiert oder kompensiert, unter ungünstigen Bedingungen dagegen verfestigt und vergrößert werden.

Seit 2 Jahren sind nun auch die 6-Jahres-Ergebnisse der Rostocker Längsschnittstudie publiziert (Meyer-Probst u. Teichmann 1984). Darin wird nachgewiesen, daß organische und psychosoziale Risiken grundsätzlich eine analoge Wirkung entfalten. Eine besondere Belastung auf der einen Seite kann durch günstige Bedingungen auf der anderen Seite kompensiert werden; gemeinsam dagegen belasten organische und soziale Risiken die Entwicklung stärker, als es der Summe der Einzelrisiken entsprechen würde.

Die grundsätzliche Übereinstimmung der Rostocker Ergebnisse mit den amerikanischen Erhebungen ist insofern von wissenschaftlicher und praktischer Bedeutung, als sich die gesellschaftlichen Bedingungen in beiden Ländern in vielerlei Hinsicht grundlegend unterscheiden. Die großen Diskrepanzen in den sozioökonomischen und gesundheitlichen Bedingungen zwischen privilegierten und unterprivilegierten Schichten, wie sie speziell auch in der Hawaii-Studie eine Rolle spielten, sind in der DDR sicherlich nicht gegeben. Die Tatsache, daß dennoch auch in der Rostocker Studie die Faktoren des sozialen Umfeldes als so bedeutsam erkannt wurden, lenkt das Interesse eher auf psychosoziale als auf sozioökonomische Einflußgrößen.

In diesem Beitrag soll versucht werden, diese Einflußgrößen aus den Ergebnissen vorliegender Verlaufsstudien näher zu analysieren. Aus dieser Analyse werden Folgerungen für die Konzeption praktischer rehabilitativer Arbeit abgeleitet.

2 Die Beurteilung des sozialen Umfelds

Das soziale Umfeld des Kindes wird teils von der direkten Interaktion mit Personen bestimmt, teils von der Erfahrung mit Dingen, die besonders beim jungen Kind ebenfalls weitgehend über Personen vermittelt wird. Eine differenzierte Erfassung der einzelnen Umweltfaktoren ist die Voraussetzung dafür, daß später die Auswirkung dieser Faktoren auf die Entwicklung beurteilt werden kann.

Als valides, reliables und praktikables Instrumentarium hat sich für diesen Zweck die Home Oberservation for Measurement of the Environment (HOME-Scale) von Caldwell (1970) erwiesen (Tabelle 1). Es handelt sich um ein Rating-Verfahren, welches auf empirischer Basis entwickelt wurde. Die 45 Items für die ersten 3 Lebensjahre beziehen sich überwiegend auf Kriterien der direkten Interaktion zwischen dem Kind und der Mutter, etwa ein Drittel der Items bezieht sich auf dingliche Variable. Die Validitätsprüfung erbrachte den Nachweis, daß die wesentlichen Umweltfaktoren durch die HOME-Scale methodisch erfaßt sind (Caldwell u. Bradley 1979). Zwischen den Werten der HOME-Scale und der mentalen Entwicklung zeigte sich bereits im Alter von 12 Monaten (Bayley-Scale) eine signifikante Korrelation ($r = 0,300$), im Alter von 36 Monaten (Binet-Test) war diese Beziehung noch enger ($r = 0,576$). Zwar bestand auch zwischen den Werten der HOME-Scale und dem sozioökonomischen Status (SÖS) der Familie eine signifikante Korrelation, aber die Korrelation zwischen IQ und HOME-Scale war höher als die zwischen IQ und SÖS (Caldwell u. Bradley 1979).

Das bedeutet: Entwicklungsrelevante Umgebungskriterien weisen zwar schichtentypische Konstellationen auf, ausschlaggebend sind aber nicht die ökonomischen, sondern die psychosozialen Einflußgrößen. Die Sensitivität dieses Verfahrens ist gegenüber den ungünstigen Umgebungen höher, d.h. es identifiziert "schlechte" Bedingungen besser als "gute" (Adams et al. 1984; Caldwell u. Bradley 1979).

Die HOME-Scale wurde in prospektiven Verlaufsstudien an Kindern mit somatischer Risikobelastung zur Beurteilung des sozialen Umfelds eingesetzt. In der Untersuchung von Siegel (1982) wurde die mentale Entwicklung von Risikokindern in den ersten 3 Lebensjahren kontrolliert. Kinder, die mit 12 Monaten in ihrer Entwicklung beeinträchtigt, mit 36 Monaten aber normal entwickelt waren,

Tabelle 1. HOME-Scale (Caldwell 1970/1979) (Home Observation for Measurement of the Environment)

Subskalen:
1. Emotionale und verbale Responsivität der Mutter
2. Vermeidung von Einschränkung und Bestrafung
3. Organisation der dinglichen und zeitlichen Umgebung
4. Bereitstellung angemessenen Spielzeugs
5. Mütterliches Interesse am Kind
6. Abwechslung in den täglichen Abläufen

kamen aus Familien mit signifikant höheren Werten in der HOME-Scale. Umgekehrt kamen Kinder mit niedriger Risikobelastung und unauffälligem Befund mit 12 Monaten, aber verzögerter Entwicklung mit 36 Monaten aus Familien mit niedrigen Werten.

Übereinstimmend damit fanden Bee et al. (1982) in einer Verlaufsstudie über 4 Jahre, daß die Mutter-Kind-Interaktion und andere Qualitäten des sozialen Umfelds in allen Altersstufen zuverlässige Prädiktoren der geistigen Entwicklung waren, wogegen die perinatale Risikobelastung, der medizinische Status des Neugeborenen und entwicklungsdiagnostische Befunde im Säuglingsalter im Laufe der Entwicklung an Bedeutung hinter die Umgebungsfaktoren zurücktraten.

Piper u. Ramsey (1980) verfolgten die Entwicklung von Kindern mit Down-Syndrom über 6 Monate und sahen auch hier eine signifikant positive Korrelation zwischen dem Entwicklungsfortschritt und den Werten der HOME-Scale.

3 Bedeutsame Elemente der Interaktion

Wie erwähnt, beziehen sich die Kriterien der HOME-Scale überwiegend auf Merkmale der Mutter-Kind-Interaktion. Weitere Untersuchungen geben Hinweise darauf, welchen Elementen der Interaktion eine besondere Bedeutung zukommt.

Papousek u. Papousek (1977) heben die Wichtigkeit der mütterlichen Responsivität hervor. Darunter ist ein Verhaltensmuster zu verstehen, welches dem Kind Raum für eigene Aktivitäten läßt, aber in Bereitschaft steht, auf diese Aktivitäten kontingent, ausgestaltend und ohne einschränkende Dominanz zu antworten. Die Kontingenz der mütterlichen Antworten bedeutet für den Säugling die früheste Form operanten Lernens und die optimale Form der Stimulation seiner Aufmerksamkeit (Papousek 1975). Die Wechselseitigkeit von Aktion und Reaktion ist die Voraussetzung dafür, daß die Mutter-Kind-Interaktion zu einem "vollkommenen didaktischen Modell" wird (Papousek u. Papousek 1981).

Von den Subskalen der HOME-Scale korrelierten "mütterliche Zuwendung" und "Angebot angemessenen Spielmaterials" am höchsten mit dem Entwicklungsquotienten (Caldwell u. Bradley 1979). Ramey et al. (1979) identifizierten einen Mangel an sprachlicher und nichtsprachlicher Responsivität, eine geringe emotionale Zuwendung sowie ein erhöhtes Maß an autoritärer Kontrolle als Faktoren, welche die geistige Entwicklung in den ersten 3 Lebensjahren negativ beeinflußten. Zu übereinstimmenden Ergebnissen kamen Mahoney et al. (1985) bei retardierten, hirnorganisch gestörten Kindern: Auch hier waren Responsivität und emotionale Zuwendung der Mutter positiv, kontrollierende Einengung sowie die Intensität der Stimulation (!) dagegen negativ mit dem kindlichen Entwicklungsquotienten (EQ) korreliert.

Bei Kindern mit Down-Syndrom fanden Crawley u. Spiker (1983) eine positive Auswirkung auf die Entwicklung durch folgende mütterliche Verhaltenskategorien: Sensitivität (Orientierung an kindlichen Signalen), Anregungsgehalt (Sorge für optimale Lernumgebung) und Ausgestaltung (Erweiterung der Initiativen des Kindes), wogegen Direktivität (Steuerung und Kontrolle der Interaktion) mit dem kindlichen EQ nicht korrelierte.

Richards u. Bernal (1972), die eine prospektive Untersuchung an 77 Mutter-Kind-Paaren von der Geburt bis zum 5. Lebensjahr der Kinder durchführten, beschrieben eine signifikant positive Korrelation zwischen kindlichem EQ und einem Faktor "Mütterliche Akzeptanz", der insbesondere die verbale Responsivität beinhaltet. Die Autoren sehen darin allerdings keinen direkten kausalen Zusammenhang, sondern gehen davon aus, daß dieser Faktor "Mütterliche Akzeptanz" generell ein förderndes familiäres Milieu charakterisiert.

Zusammenfassend lassen sich folgende Elemente der sozialen Interaktion als förderlich für die Entwicklung herausstellen: Responsivität im Sinne von Aufgreifen und Ausgestaltung kindlicher Aktivität, kontingente Verstärkung insbesondere auf verbaler Ebene, emotionales Interesse am Kind sowie das Angebot adäquaten Spielmaterials. Demgegenüber stellt autoritäre Kontrolle seitens der Bezugsperson einen negativen Faktor dar: Er schränkt die Initiative und im weiteren Entwicklungsverlauf auch die Kompetenzen des Kindes ein. Darauf soll bei der Besprechung der Therapiekonzeption noch einmal Bezug genommen werden.

4 Einflüsse auf das Betreuungsverhalten der Bezugsperson

Soziale Faktoren haben eine bedeutsame Auswirkung auf die Eltern-Kind-Interaktion. Verhaltensmuster, die als günstig für die kindliche Entwicklung geschildert wurden, finden sich vermehrt bei Müttern aus besser gestellten Sozialschichten (Osofsky u. Connors 1979). Eine zentrale pathogenetische Rolle bei ungünstigen Interaktionsweisen spielt das Syndrom der mütterlichen Depressivität, welche sowohl die Wahrnehmung und Einschätzung der Kinder als auch die Reaktion auf sie verändert. Mütterliche Depressivität ist ihrerseits, wie aus einer neuseeländischen Langzeitstudie hervorgeht (1984), in wesentlichem Umfang die Folge sozialer Streßfaktoren.

Auch in der 1970 begonnenen Verlaufsstudie in Rochester/USA wurde die gravierende Auswirkung einer depressiven Erkrankung der Hauptbezugsperson deutlich, zugleich fand sich eine Häufung psychischer Erkrankungen bei niedrigem sozioökonomischem Status. Mütter mit niedrigem Bildungsgrad zeigten sich bei Schwierigkeiten ihrer Kinder eher überfordert und reagierten mit Rückzug oder Ablehnung; sie vermochten andererseits ihren Kindern auch weniger Hilfe und Vorbild zu geben (Sameroff u. Seifer 1983). Vollständigkeit der Familie, Unterstützung durch den (Ehe-) Partner und stabile Lebensbedingungen erwiesen sich in mehreren Untersuchungen als bestimmend für die Beziehung und die Interaktion zwischen Mutter und Kind (Cotterell 1986; Crnik et al. 1983; Radke-Yarrow et al. 1985).

5 Veränderung der Interaktion durch Abnormität des Kindes

Nach den sozialen Einflußgrößen, welche sich hauptsächlich über die Bezugsperson auf die Interaktion auswirken, müssen auch die Folgen einer organischen Risikobelastung bzw. Schädigung des Kindes betrachtet werden. Unter optimalen Bedingungen ist die Mutter-Kind-Interaktion charakterisiert durch ein Gleichgewicht wechselseitiger Beeinflussung, wozu bereits das Neugeborene mit einem beträchtlichen Repertoire von Kompetenzen ausgestattet ist (Osofsky u. Connors 1979). Diese Kompetenzen beruhen auf zentralnervösen Funktionen und werden durch Schadenseinwirkung auf das Gehirn vorübergehend oder auch auf Dauer beeinträchtigt.

Während ein gesundes Kind offenbar in der Lage ist, mit Hilfe seiner biologischen Signale die eigenen Aktivitäten und die seiner Bezugsperson in einem sich regelnden Gleichgewicht zu halten, geht dieses Gleichgewicht beim geschädigten Kind verloren. Zahlreiche Untersuchungen über die Mutter-Kind-Interaktion bei Abnormität des Kindes zeigen eine ähnliche Tendenz, unabhängig von der Art der vorliegenden Störung: Auf seiten der Bezugsperson findet sich eine Zunahme von Dominanz, Lenkung und Kontrolle zu Lasten der Eigeninitiative der Kinder. Es bildet sich also ein Interaktionsmuster aus, dessen Auswirkung nach den oben zitierten Untersuchungen als ungünstig für die Entwicklung anzusehen ist.

Dazu einige Beispiele: Frühgeborene Kinder, deren Wahrnehmungsverarbeitung und Reaktionsbereitschaft auf soziale Reize herabgesetzt ist, erfahren in der Regel von ihren Bezugspersonen ein erhöhtes Maß an Initiative und Stimulation. Die Intention der Eltern, das Kind damit zu höherer Aktivität anzuregen, verfehlt aber ihr Ziel: die Kinder werden eher inaktiv, weil ihre Initiativen nicht mehr abgewartet und verstärkt werden (Field 1980).

Gehörlose Kinder spielen in der Interaktion eine weniger aktive Rolle als hörende Kinder; komplementär dazu verhalten sich die Mütter der tauben Kinder verstärkt dominierend (Wedell-Monning u. Lumley 1980). Eltern geistig behinderter Kinder zeigten sich in analoger Weise als vermehrt dominant bezüglich Initiative und direktiver Lenkung (Buckhalt et al. 1978; Cunningham et al. 1981, Eheart 1982, Stoneman et al. 1983). Es ergibt sich daraus das Bild eines Circulus vitiosus, indem sich verminderte Reaktionsbereitschaft des Kindes und gesteigerte Stimulationsversuche der Bezugsperson wechselseitig verstärken. Das Ergebnis ist ein zunehmendes Ausweichverhalten der Kinder und eine unzureichende Entwicklung ihrer kognitiven und sozialen Kompetenzen.

6 Konsequenzen für Prävention und Rehabilitation

Die wichtigsten Determinanten interaktiven Verhaltens sind in Tabelle 2 zusammengefaßt. Nach den zitierten Untersuchungsergebnissen sind diese Faktoren von entscheidender Bedeutung für die kindliche Entwicklung im allgemeinen und nach frühkindlicher Hirnschädigung im besonderen. Über die soziale Interaktion werden dem Kind die wesentlichen Umweltfaktoren vermittelt, die über Kompensation oder Dekompensation entscheiden.

Sekundäre Prävention bei Entwicklungsstörungen und Rehabilitation bei Behinderungen im Kindesalter sind in der Vergangenheit weitgehend so verstanden worden, daß die funktionellen Defizite des Kindes durch ein zusätzliches Angebot von Stimulation und Übung ausgeglichen werden sollten. Es wurde jedoch erkennbar, daß damit das Risiko einer zusätzlichen Verschiebung des Interaktionsgleichgewichts mit Dominanz der Bezugsperson und "erlernter Inkompetenz" des Kindes verbunden ist (Kearsley 1979). Dem Kind werden dadurch die Möglichkeiten beschnitten, die Wirkungen eigener Initiative zu erfahren, die eigenen verbliebenen Möglichkeiten zu üben und daraus Erfahrung und Selbstvertrauen zu gewinnen. Ein Großteil der Verhaltensprobleme behinderter Kinder resultieren aus vermeidbaren Belastungen der Eltern-Kind-Interaktion, z.B. durch fehlerhaft geplante therapeutische Interventionen (Krause 1986; Schlack 1987). Dieser Umstand ist um so bedenklicher, als solche Verhaltensprobleme die konstruktive Bewältigung des Behinderungsproblems durch die Familie erschweren (Beckmann 1983) und sich als zusätzlicher, von den übrigen Umweltbedingungen teilweise unabhängiger Faktor negativ auf die geistige Entwicklung auswirken (Escalona 1982).

Es ist daher angemessen, die Förderung einer positiven Interaktion zwischen dem entwicklungsgestörten Kind und seinen Bezugspersonen als eine eigenständige Aufgabe zu sehen und die sonstigen therapeutischen bzw. rehabilitativen Interventionen in ihrer Auswirkung auf die Interaktion zu überprüfen (Sarimski 1986; Schlack 1984, 1987). Die Beobachtung und Beurteilung der Eltern-Kind-Interaktion einschließlich ihrer biologischen und psychosozialen Bedingungen (s. Tabellen 2 und 3) ist daher als Ausgangspunkt aller rehabilitativen Maßnahmen ebenso wichtig wie der neurologische und der entwicklungsdiagnostische Befund.

Es gibt noch einen weiteren Grund, der Qualität der Mutter-Kind-Interaktion eine besondere Aufmerksamkeit zu schenken: Nach den zitierten empirischen Untersuchungen über die Auswirkung sozialer Streßfaktoren (Cotterell 1986, Crnik et al. 1983; Fergusson et al. 1984) ist davon auszugehen, daß die Interaktion auch ein Gradmesser für die psychosoziale Stützung ist, welche die Mutter in Familie und Gesellschaft erfährt. Die Beobachtung einer gestörten Interaktion bedeutet daher immer auch den Auftrag, die Notwendigkeit stützender Interventionen zu Gunsten der Mutter bzw. der Familie zu prüfen und damit eine wesentliche Voraussetzung für eine kompensierende Entwicklung beim Kind zu schaffen. Umgekehrt wirken sich kombinierte Interventionsprogramme mit Stimulation der Kinder und Information, Schulung und Unterstützung der Eltern positiv auf die Interaktion aus; im weiteren Entwicklungsverlauf weisen derart geförderte Kinder einen signifikant höheren EQ auf als Vergleichskinder aus nichtgeförderten Kontrollgruppen (Field et al. 1980; Zeskind u. Ramey 1981).

"Interaktionsförderung" ist demnach kein Etikett für eine neue therapeutische Technik, sondern steht für ein Gesamtkonzept psychosozialer und funktioneller Rehabilitationsmaßnahmen. Darin dient die Einschätzung der beobachtbaren sozialen Interaktion einerseits als Diagnostikum für die psychosozialen Bedingungen, in denen das Kind aufwächst, andererseits auch als Maßstab für die Erfüllung therapeutischer Bedürfnisse.

Bei der Verschiedenheit der Formen und Schweregrade von Entwicklungsstörungen ist es nicht möglich, das Vorgehen in einer für alle Fragestellungen passenden Weise zu standardisieren. Die Zielsetzungen und die therapeutischen Schritte dorthin müssen für jeden Einzelfall unter den obengenannten prinzipiellen Richtlinien speziell definiert und operationalisiert werden. Die Entwicklung

Tabelle 2. Determinanten des interaktiven Verhaltens

Beim Kind:	Bei den Eltern:
Integrität des ZNS	Lebensgeschichte
Temperament	Partnerschaftssituation
Allg. Gesundheitszustand	Bildungsgrad
Soziale Erfahrungen	Psychische Gesundheit

Tabelle 3. Beurteilung der Eltern-Kind-Interaktion

Relevante Kategorien elterlicher Bedingungen

DIREKTIVITÄT:	Steuerung und Kontrolle der Interaktion
AUSGESTALTUNG:	Erweiterung der Initiativen des Kindes
SENSITIVITÄT:	Orientierung an den kindlichen Signalen
ANREGUNGSGEHALT:	Sorge für eine optimale Lernumgebung

Relevante Kategorien kindlicher Bedingungen (nach Sarimski 1986)
Soziale Initiative
Lesbarkeit der Signale
Vorhersagbarkeit des Verhaltens
Soziale Reaktionsbereitschaft

solcher Konzepte steht erst am Anfang, und es liegen noch keine repräsentativen empirischen Ergebnisse darüber vor. Unsere eigenen Erfahrungen stützen sich auf Einzelfall-Verlaufsanalysen, deren Dokumentation den vorgegebenen Rahmen sprengen würde.

Sie ermutigen zu einer positiven Einschätzung, die wir durch weitere Verlaufskontrollen im Längsschnitt zu erhärten hoffen.

Literatur

Adams JL, Campbell FA, Ramey CT (1984) Infants home environments: A study of screening efficiency. Am J Ment Defic 89: 133-139

Beckmann PJ (1983) Influence of selected child characteristics on stress in families of handicapped children. Am J Ment Defic 88: 150-156

Bee HL, Barnard KE, Eyres SJ, Gray CA, Hammond MA, Spietz AL, Snyder C, Clark B (1982) Prediction of IQ and language skill from perinatal status, child performance, family characteristics and mother-infant-interaction. Child Dev 53: 1134-1154

Buckhalt J, Rutherford R, Goldberg K (1978) Verbal and non-verbal interaction of mothers with their Down's syndrome and non retarded infants. Am J Ment Defic 82: 337-343

Caldwell BM (1970) Instruction manual inventory for infants (Home Observation for Measurement of the Environment). Unpublished manuscript, Little Rock

Caldwell BM, Bradley RH (1979) Home observation for measurement of the environment. University of Arkansas, Little Rock

Cotterell JL (1986) Work and community influences on the quality of child rearing. Child Dev 57: 362-374

Crawley SB, Spiker D (1983) Mother-child-interactions involving two-years-olds with Down's syndrome: A look at individual differences. Child Dev 54: 1312-1323

Crnik KA, Greenberg MT, Ragozin AS, Robinson NM, Basham RB (1983) Effects of stress and social support on mothers of premature and full-term infants. Child Dev 54: 209-217

Cunningham CE, Reuler E, Blackwell J, Deck J (1981) Behavioral and linguistic developments in the interactions of normal and retarded children with their mothers. Child Dev 52: 62-70

Eheart BK (1982) Mother-child-interactions with nonretarded and mentally retarded preschoolers. Am J Ment Defic 87: 20-25

Escalona SK 1982) Babies at double hazard: Early development of infants at biologic and social risk. Pediatrics 70: 670-676

Fergusson DM, Horwood LJ, Shannon FT (1984) Relationship of family life events, maternal depression and child-rearing problems. Pediatrics 73: 773-776

Field T (1980) Interaction of high-risk infants: Quantitative and qualitative differences. In: Sawin D (ed) Psychosocial Risks in Infant Environment Transactions. Brunner & Mazel, New York

Field TN, Widmayer S, Stringer S, Ignatoff E (1980) Teenage, lower-class, black mothers und their preterm infants: An intervention and developmental follow-up. Child Dev 51: 426-436

Kearsley R (1979) Iatrogenic retardation: A syndrome of learned incompetence. In: Kearsley R, Sigel I (eds) Infants at Risk: Assessment of Cognitive Functioning. Lawrence Erlbaum, Hillsdale,

Krause MP (1986a) Entwicklungsförderung behinderter Kinder: Ein familien-zentriertes Konzept. Sozialpädiatrie 8: 39-42

Krause MP (1986b) Psychotherapeutische Elternarbeit als notwendige Ergänzung der Frühtherapie. Sozialpädiatrie 8: 110-115

Mahoney G, Finger I, Powell A (1985) Relationship of maternal behavioral style to the development of organically impaired mentally retarded infants. Am J Ment Defic 90: 296-302

Meyer-Probst B, Teichmann H (1984) Risiken für die Persönlichkeitsentwicklung im Kindesalter. VEB Georg Tieme, Leipzig

Osofsky JD, Connors K (1979) Mother-infant interaction: An integrative view of a complex system. In: Osofsky JD (ed) Handbook of Infant Development. Wiley, New York

Papousek H (1975) Soziale Interaktion als Grundlage der kognitiven Frühentwicklung. In: Hellbrügge T (Hrsg) Kindliche Sozialisation und Sozialentwicklung. Urban & Schwarzenberg, München

Papousek H, Papousek M (1977) Mothering and the cognitive head-start: Psychobiological considerations. In: Schaffer HR (ed) Studies in mother-infant-interaction. Academic Press, London

Papousek M, Papousek H (1981) Intuitives elterliches Verhalten im Zwiegespräch mit dem Neugeborenen. Sozialpädiatrie 3: 229-238

Pasamanick B, Knobloch H (1966) Retrospective studies in the epidemiology of reproductive causality: Old and new. Merrill-Palmer Quarterly 12: 7-66

Piper MC, Ramsay MK (1980) Effects of early environment on the mental development of Down syndrome infants. Am J Ment Defic 85: 39-44

Radke-Yarrow M, Cummings EM, Kuczynski L, Chapman M (1985) Patterns of attachment in two- and three-years-olds in normal families and families with parental depression. Child Dev 56: 884-893

Ramey CT, Farran DC, Campbell FA (1979) Predicting IQ from mother-infant-interactions. Child Dev 50: 802-818

Richards MPM, Bernal JF (1972) An observational study of mother-infant-interaction. In: Blurton-Jones N (ed) Ethological Studies of Child Behaviour. Cambridge University Press, Cambridge

Sameroff AJ, Chandler MJ (1975) Reproductive risk and the continuum of caretaking casualty. In: Horowitz FD, Hetherington M, Scarr-Salapatek S, Siegel G (eds) Review of Child Development Research, Vol 4. Chicago, University of Chicago Press

Sameroff AJ, Seifer R (1983) Familial risk and child competence. Child Dev 54: 1254-1268

Sarimski K (1986) Interaktion mit behinderten Kleinkindern. Reinhardt, München

Schlack HG (1984) Kompensation und Dekompensation nach frühkindlicher Hirnschädigung: Die Bedeutung der sozialen Interaktion. Sozialpädiatrie 6: 630-635

Schlack HG (1987) Die soziale Interaktion: Mittelpunkt therapeutischer Intervention zur Entwicklungsförderung behinderter Kinder. In: Speck O, Innerhofer P, Peterander F (Hrsg) Kindertherapie. Reinhardt, München

Siegel LS (1982) Reproductive, perinatal, and environmental factors as predictors of the cognitive and language development of preterm and full-term infants. Child Dev 53: 963-973

Stoneman Z, Brody G, Abbott D (1983) In-home observation of young Down syndrome children with their mothers and fathers. Am J Ment Defic 87: 591-600

Wedell-Monning J, Lumley JM (1980) Child deafness and mother-child-interaction. Child Dev 51: 766-774

Werner EE, Honzik M, Smith R (1968) Prediction of intelligence and achievement at ten years from twenty month pediatric and psychological examinations. Child Dev 39: 1063-1075

Werner EE, Bierman JM, French FE (1971) The Children of Kauai. University of Hawaii Press, Hawaii

Zeskind PS, Ramey CT (1981) Preventing intellectual and interactional sequelae of fetal malnutrition: A longitudinal, transactional, and synergistic approach to development. Child Dev 52: 213-218

Das Problem der Schulreife – Eine systemische Analyse und ihre praktischen Konsequenzen

Horst Nickel

1 Die Schulreifeproblematik und wechselnde praktische Maßnahmen

Das Problem der Schulreife beschäftigt Lehrer, Kinderärzte, Pädagogen, Psychologen und Kinderpsychiater nun schon mehr als ein halbes Jahrhundert. Zu seiner Lösung wurden sehr unterschiedliche theoretische Konzepte entwickelt bzw. wechselnde praktische Maßnahmen empfohlen. Schon in den 30er Jahren löste das Leistungsversagen eines verhältnismäßig großen Anteils von Schulanfängern bei Pädagogen, Psychologen und Ärzten erste Überlegungen aus, wie den damit verbundenen nachteiligen Folgen sowohl für die weitere Schullaufbahn der Kinder als auch für eine gesunde Persönlichkeitsentwicklung zu begegnen sei. Bereits damals entstand das Konstrukt der Schulreife. Dies orientierte sich weitgehend an den biogenetischen Reifungstheorien jener Zeit, denen zufolge somatische und psychische Reifungsvorgänge im Organismus, die um das sechste Lebensjahr ablaufen sollen, entscheidende Voraussetzungen für eine erfolgreiche Bewältigung schulischer Anforderungen schaffen (Zeller 1936; Selinka 1940). In der Nachkriegszeit machte Artur Kern mit seiner 1951 erstmals publizierten Streitschrift "Sitzenbleiberelend und Schulreife" auch eine breite Öffentlichkeit auf eine Situation aufmerksam, die aus pädagogisch-psychologischer und aus kinderärztlicher Sicht nicht mehr zu verantworten war: Mehr als ein Viertel aller Schüler wurde nach den von ihm vorgelegten Daten wenigstens einmal nicht versetzt, ein erheblicher Prozentsatz erreichte sogar keinen regulären Schulabschluß. Diese Zahlen wurden zwar in der anschließenden kontroversen Diskussion seiner Thesen vielfach als zu hoch bezeichnet, doch nach Rüdiger et al. (1976) entfiel auch im Schuljahr 1969/1970 noch immer etwa ein Viertel (24,7 %) aller Sitzenbleiber auf das erste Schuljahr. Abgesehen davon, daß Repetenten nur in einem geringen Teil der Fälle von einer Klassenwiederholung profitieren, wie inzwischen durch zahlreiche Untersuchungen belegt werden konnte (Kemmler 1967; Edelmann 1969; Tiedemann 1977), führt das Erlebnis schulischen Mißerfolgs auch zu nachhaltigen psychischen Belastungen, wie Motivationsverlust, Unsicherheit, Schulangst, Schulunlust und Selbstwertprobleme, die sich u.U. auch in psychosomatischen Störungen niederschlagen können (Grotloh-Amberg 1971; Nickel 1976, 1979).

Ausgehend von der Annahme, daß bei einem so großen Prozentsatz von Schulversagern mangelnde Begabung in der überwiegenden Mehrzahl der Fälle als Ursache auszuschließen sei, sah Kern den entscheidenden Grund für die hohe Versagerquote in einer Diskrepanz zwischen Entwicklungsstand und schulischen Anforderungen. Weiterhin ging er davon aus, daß jedes Kind – mit Ausnahme extrem schwacher Begabungen – im Laufe seiner Entwicklung einmal die Stufe erreicht, die ein erfolgreiches Durchlaufen der Schule ermöglicht. Daraus leitete er einen folgenschweren Schluß ab: "Wenn wir mit der Einschulung eines Kindes warteten, bis es den geforderten Entwicklungsstand erreicht hätte, dann wäre jedem Kind ein relativ leichtes und erfolgreiches Beschreiten und Durchschreiten der Schullaufbahn möglich" (1951, S. 67).

Diese zentrale These Kerns gab u.a. den Anstoß für mehrfach wechselnde schulorganisatorische Maßnahmen: Im April 1955 beschloß die Kultusminister-konferenz, das Mindestalter bei der Einschulung von 5;9 auf 6;0 Jahre heraufzu-setzen. Allerdings hatten bereits damals einige Psychologen nachdrücklich vor solchen generalisierenden Maßnahmen gewarnt; sie empfahlen stattdessen eine differenzierende Behandlung der einzelnen Schulanfänger gemäß ihrem Entwick-lungsstand (Hetzer 1953). Die weiteren Verlaufsstatistiken der einzelnen Bundes-länder zeigten dann auch, daß die Zahl der Schulversager durch das generelle Anheben des Einschulungsalters nur unwesentlich beeinflußt wurde (Tietze 1973).

Mehr noch als diese wenig positiven Erfahrungen führte ein grundsätzliches Umdenken bezüglich der Möglichkeiten einer gezielten pädagogischen Frühförde-rung dazu, daß im März 1968 das Einschulungsalter wieder auf den früheren Stand herabgesetzt wurde. Dies war die Zeit eines vorschulischen Förderungsoptimis-mus, der sich von einer generellen kognitiven Frühförderung aller Vorschulkin-der, einschließlich des Frühlesens, eine Lösung des Schulreifeproblems versprach. Allerdings konnten spätere kritische Erfolgskontrollen jene ersten übertriebenen Erwartungen in eine allgemeine kognitive Frühförderung trotz einiger Teilerfolge nicht bestätigen (Bronfenbrenner 1974; Klauer 1975). Verschiedene Befunde leg-ten ferner die Annahme nahe, daß eine gezielte Schulreifeförderung (z.B. in Schul-kindergärten) für den Leistungserfolg in den ersten Klassen wirkungsvoller zu sein scheint, als eine allgemeine Frühförderung (Löschenkohl 1975). Ferner zeigte sich, daß auch die Möglichkeiten einer bruchlosen Förderung vorzeitig eingeschulter Kinder wesentlich begrenzter sind, als zunächst erwartet wurde. So mußten Dum-ke u. Panskus (1979) feststellen, daß von 114 Schülern, die aufgrund entsprechen-der Ausnahmeregelungen, wie sie die Kultusminister der Bundesländer seit Ende der 60er Jahre einführten, vor Erreichung des Schulpflichtalters ihre Schullauf-bahn beginnen konnten, nach drei Jahren bereits 18,4 % ein- oder auch mehrmals sitzengeblieben bzw. in die Sonderschule übernommen worden waren. Anderer-seits finden sich nach Dumke (1980) aber auch die zunächst zurückgestellten Kinder nach ihrer Einschulung meistens unter den lernschwachen Schülern und stellen einen erheblichen Anteil der späteren Repetenten. Löschenkohl (1975) sieht deshalb in den verspätet eingeschulten Erstkläßlern eher eine negative Selektion.

Überblicken wir die bisherigen Maßnahmen zur Lösung des Schulreifepro-blems, so fällt auf, daß sie sich überwiegend auf äußere, formale, institutionelle bzw. bildungsorganisatorische Entscheidungen beziehen; sie greifen nicht oder nur unwesentlich in die innere Struktur der Schule bzw. in die Gestaltung der Lern-prozesse selbst ein. Darüber hinaus unterliegen die vorschulischen Förderungs-maßnahmen nicht selten der Gefahr, sich an den traditionellen Lernformen der Grundschule zu orientieren und damit die Schule quasi vorzuverlegen. Gerade aber eine Umorientierung schulischer Lernprozesse, die den nicht voll schulreifen Kindern größere Chancen einräumt, wird in letzter Zeit von verschiedener Seite als unumgänglich gefordert (Krapp u. Mandl 1977; Rüdiger et al. 1978; Dumke 1980).

Allerdings fehlte es bis zum Beginn dieses Jahrzehnts trotz vielfältiger Ansätze noch immer an einer umfassenden theoretischen Konzeption, die eine tragfähige Grundlage zur Lösung des Schulreifeproblems hätte bieten könen (Tiedemann 1978; Krapp 1980). Dieser Mangel wurde besonders bei der Schuleingangsdiagnostik sichtbar, die sich in den vergangenen Jahrzehnten auf sehr unterschiedliche theoretische Konzepte stützte. Es handelt sich dabei im wesentlichen um biogenetisch orientierte Reifungsmodelle und um eigenschaftstheoretisch ausgerichtete Fähigkeitskonstrukte.

2 Theoretische Grundlagen der Schuleingangsdiagnostik

Die theoretische Grundlage erster Schulreifemodelle, die aus psychologischer und kinderärztlicher Sicht entwickelt wurden, lieferten Entwicklungstheorien, die den endogen gesteuerten, mehr oder weniger vorprogrammierten Reifungsprozessen eine dominierende Rolle für die Entwicklung des Kindes zusprachen (z.B. Selinka 1940; Kroh 1951, 1969; Busemann 1950, 1953; Gesell u. Ilg 1954). Danach folgte die Entwicklung nach einem im Kind genetisch vorgegebenen Schema; quasi einer ihm angeborenen "inneren Uhr". Sie war nach diesem Modell außerdem eng an das Lebensalter des Kindes gebunden. Entsprechend seinen inneren Wachstumsimpulsen durchläuft es demzufolge mit fortschreitendem Alter verschiedene Entwicklungsstufen und erreicht in einem progressiv beschleunigten Entwicklungsschub nach dem sechsten Lebensjahr den Reifestand, der es zur erfolgreichen Bewältigung schulischer Anforderungen befähigt.

Auch Kern (1951) bezog sich ausdrücklich auf das Stufenmodell von Kroh (1951, 1969), das einen reifungsbedingten Entwicklungsschub zum Schulkind um das siebte Lebensjahr annahm. Er sollte darüber hinaus synchron in allen psychischen Bereichen erfolgen. Verschiedene Autoren nahmen sogar einen zeitgleichen schubhaften Entwicklungsfortschritt in somatischer und psychischer Hinsicht an und hielten es deshalb für möglich, allein aufgrund des somatischen Reifestandes die psychische Schulreife zu diagnostizieren. In umfangreichen Reihenuntersuchungen ließ sich zwar eine teilweise Tendenz zur Kovarianz zwischen Körpergestalt-Merkmalen und Schulreife feststellen, doch waren deutliche Zusammenhänge lediglich für eine Teilgruppe der Schulanfänger nachweisbar (Meinert 1963); als Basis für eine Diagnose des allgemeinen Schulreifetests ist der somatische Befund daher keineswegs ausreichend (Nickel 1976, 1979). Als wichtigster Indikator der psychischen Schulreife galt die erreichte Höhe der visuellen Gliederungsfähigkeit. Daher bildete diese als vermeintlich erfahrungsresistente Fähigkeit den zentralen Prüfgegenstand des sog. Grundleistungstests von Kern (1959, 1969). Doch sowohl die Annahme einer sprunghaften Ausreifung als auch die der Erfahrungsresistenz der Gliederungsfähigkeit konnten in späteren Untersuchungen nicht bestätigt werden (Lorf 1966; Nickel 1967, 1968, 1969, 1972; Resnick 1969).

Ebenso wie der Grundleistungstest von Kern basierten auch die meisten anderen Schulreifetests aus jener Zeit auf einem Schulreifekonstrukt im Sinne eines endogen gesteuerten Reifungsprozesses, der noch dazu eng an das Lebensalter gekoppelt sein sollte.

Mit einem Paradigmawechsel der entwicklungstheoretischen Orientierung im Verlauf der 60er Jahre erfuhr dann auch das Schulreifekonstrukt einen grundlegenden Wandel. Hatte man bis dahin die Bedeutung von Lernvorgängen für die Entwicklung im frühen Kindesalter, und damit auch für die sog. Schulreife, unterschätzt, so setzte sich nun umgekehrt die Auffassung durch, zuerst immer nach dem Einfluß von Lernprozessen zu fragen und lediglich den so nicht mehr erklärbaren Rest als Ergebnis von Reifung zu verstehen (Aebli 1976). Zwar zeigte sich, daß für einen relativ kleinen Teil von nichtschulreifen Erstkläßlern auch jetzt das Konzept einer zeitlichen Entwicklungsverzögerung durchaus noch zutraf, doch bildeten diese "echten Spätentwickler" eher die Ausnahmen (Nickel 1976). Prominente Beispiele dafür finden sich z.B. in den Berichten über die Kindheit von Albert Einstein, von dem seine Eltern fürchteten, er sei geistig retardiert und nicht in der Lage, eine Schule zu besuchen, sowie von Winston Churchill, der erst mit zwei Jahren Verspätung eingeschult werden konnte (vgl. Nickel 1979, S. 65). Für die überwiegende Mehrzahl der Schulanfänger bestätigte sich jedoch zunehmend die Abhängigkeit der Schulreife von unterschiedlichen vorschulischen Lernerfahrungen, insbesondere von zahlreichen Faktoren der familiären Sozialisation.

Zur theoretischen Erklärung und Begründung von Einschulungsuntersuchungen wurde nun das Reifungskonzept durch ein Fähigkeitskonstrukt ersetzt (Krapp 1980). Dieser Wechsel des theoretischen Konstrukts fand auch einen entsprechenden verbal-begrifflichen Ausdruck: der Schulreifebegriff wurde zunehmend durch den der Schulfähigkeit verdrängt. Eine gewisse empirische Bestätigung für diesen Paradigmawechsel in der Schulreifediagnostik lieferten u.a. Befunde, die einen relativ engen Zusammenhang zwischen der in allen bisherigen Schulreifetests gemessenen und als weitgehend reifungsabhängig postulierten visuellen Gliederungsfähigkeit einerseits und der intellektuellen Begabung andererseits nachweisen konnten (Kemmler u. Heckhausen 1962; Edelmann 1969).

Das diagnostische Vorgehen orientierte sich jetzt weitgehend an einer "Selektionsstrategie" (Pawlik 1976), wie sie sich auch in anderen Bereichen der Eignungsdiagnostik etabliert hatte. Mittels festgelegter Kriterien, sog. kritischer Testpunktwerte, wurde versucht, geeignete (schulfähige) und ungeeignete (nichtschulfähige) Probanden voneinander zu trennen. Die seither neu vorgelegten oder modifizierten Schuleingangstests zielten im wesentlichen darauf ab, durch Messung grundlegender Fähigkeiten des Schulerfolgs solche Kriterien zu liefern (Meis 1967, 1973; Karas u. Seyfried 1967; Roth et al. 1968; Kratzmeier 1967; Hetzer u. Tent 1971; Jäger et al. 1976. Dabei stützten sich diese Verfahren fast ausschließlich auf die Erfassung kognitiver Leistungen. Das führte in der Praxis dazu, daß den nichtkognitiven Faktoren bei der Beurteilung der Schulfähigkeit nur noch geringe oder gar keine Beachtung mehr geschenkt wurde, obwohl ihnen für den Schulerfolg – ganz besonders auch von vorzeitig eingeschulten Erstkläßlern – eine oftmals entscheidende Bedeutung zukommt (Löschenkohl 1978; Barchmann u. Kinze 1987). Deshalb stellte Schenk-Danzinger (1969) dem Begriff Schulfähigkeit den der Schulbereitschaft zur Seite. Darunter wollte sie alle subjektiven Faktoren im Schüler zusammenfassen, insbesondere motivationale und emotionale Aspekte. Allerdings hat sich diese Doppelbezeichnung kaum durchzusetzen vermocht.

Gegen die Zuverlässigkeit und Validität einer solchen Trennung nach Testpunktwerten spricht in der Praxis u.a. auch die Beobachtung, daß Schulanfänger mit ähnlichen Testpunktwerten in verschiedenen Schulen oder sogar auch in Parallelklassen derselben Schule sehr unterschiedliche Erfolgschancen besitzen, und zwar je nach Qualität des Anfangsunterrichts und Verhaltensstils des Lehrers (Hetzer 1969; Schenk-Danzinger 1969). Das lenkte das Augenmerk immer stärker auf die Bedeutung der schulischen Bedingungen für die Bestimmung des Konstrukts Schulreife oder Schulfähigkeit. Doch erst unter dem Einfluß der ökologischen Perspektive, die seit Mitte der 70er Jahre auch in der Entwicklungspsychologie zunehmende Beachtung fand, wurde es möglich, diese Aspekte in einem übergreifenden Neuansatz des Schulreifekonstrukts angemessen zu berücksichtigen.

3 Der systemisch-ökopsychologische Ansatz

Umweltfaktoren waren zwar längst als bedeutsame, ja sogar entscheidende Bedingungen der individuellen Entwicklung bekannt, doch erst die ökopsychologische Theorie verstand ihre Einwirkung als einen Prozeß wechselseitiger Einflußnahme zwischen Individuum und Umwelt, an dem auch das Individuum selbst aktiven Anteil nimmt (Bronfenbrenner 1981; Nickel 1982a). Das wird ganz besonders in ökologischen Übergangssituationen deutlich, die von dem Individuum eine aktive Bewältigung der veränderten Lebensbedingungen erfordern. Das Einschulungsproblem stellt sich lediglich als ein Sonderfall eines solchen ökologischen Übergangs dar, eine Anpassung an neue Umweltsituationen, wie sie von dem Individuum immer wieder im Verlauf seines Lebens gefordert werden. Im Kleinkindalter finden wir solche Übergangssituationen vielleicht erstmals beim Eintritt in eine Spielgruppe und später in den Kindergarten (Nickel 1985a). Auch der Übergang zu weiterführenden Schulen und der Eintritt in die Hochschule sowie besonders in die Berufswelt können als solche ökologischen Übergänge verstanden werden (Nickel 1982a, 1985b und c). So wie in den letztgenannten Fällen von Hochschul- oder Berufsreife gesprochen wird, ohne daß man damit die theoretischen Annahmen primär reifungsabhängiger Voraussetzungen verbindet, könnte auch der einmal etablierte Begriff Schulreife frei von Annahmen eines Reifungskonstrukts mit entsprechend eindeutiger inhaltlicher Definition zur Bezeichnung dieses Übergangsprozesses beibehalten werden.

Diese Neudefinition basiert auf einer neuen systemischen Perspektive, die sich in den letzten Jahren in der Psychologie und Sozialforschung wie auch in der Medizin zunehmend durchzusetzen beginnt und die Veränderungen im Verhalten des Individuums stets in ihrer Wechselwirkung mit dem ökologischen Gesamtsystem betrachtet (Nickel 1987). Danach ist Verhalten bzw. Entwicklung stets als das Ergebnis von Interaktionen in ökologischen Systemen zu verstehen, wobei diese Interaktionen eine aktive gegenseitige Beeinflussung zwischen Individuum und sozialer wie materiell-physikalischer Umwelt einschließen. Bronfenbrenner (1981) beschreibt die menschliche Ökologie dann auch als eine Verschachtelung verschiedener Systeme auf mehreren Ebenen.

Nach einem solchen systemisch-ökopsychologischen Verständnis ergibt sich das Schulreifeproblem in erster Linie daraus, daß alle Kulturgesellschaften bestimmte Anforderungen an das Kind stellen, die durch die Institution Schule repräsentiert werden. Dabei wird der Schulanfänger erstmals mit fremdbestimmten, unausweichlichen Leistungsanforderungen konfrontiert (Hetzer u. Tent 1969). Diese Anforderungen besitzen Schwellencharakter in dem Sinne, daß das Individuum diese überschreitet und damit erfolgreich sein kann oder daß es die Schwelle nicht zu überwinden vermag, d.h. schulisch versagt. Schulische Anforderungsschwellen sind aber – wie die entsprechenden Statistiken und auch praktische Erfahrungen bestätigen – innerhalb eines bestimmten Kulturkreises keineswegs generell festgelegt; sie können von Land zu Land und innerhalb desselben Landes von Schule zu Schule, ja von Klasse zu Klasse mehr oder weniger stark variieren. Der Anteil nichtschulreifer Kinder verändert sich damit in Abhängigkeit von der Höhe jener Anforderungen. Ihre Zahl müßte theoretisch gegen Null sinken, wenn diese Schwellen interindividuell variierend den jeweiligen Lernvoraussetzungen der Schüler angepaßt würden, wie das einige Schulmodelle durchaus erfolgreich demonstrieren, z.B. die Montessori-Schulen. Umgekehrt wird nicht nur eine Erhöhung dieser Anforderungsschwellen, sondern auch eine drastische Verschlechterung der Entwicklungsbedingungen bzw. der bisherigen Lernumwelt bei gleichbleibenden schulischen Anforderungen die Zahl der Schulversager rapide erhöhen. Diese Problematik gewinnt in den letzten Jahren bei der Einschulung von Kindern ausländischer Arbeitnehmer eine ganz besondere Bedeutung.

Die Notwendigkeit eines Konstrukts "Schulreife" bzw. das, was es inhaltlich konstituiert, ergibt sich also letztlich aus jenen Wechselwirkungen zwischen schulischen Anforderungen einerseits und individuellen Lernvoraussetzungen andererseits. Insofern handelt es sich um ein interaktionistisches Konstrukt. Der individuelle Entwicklungsstand des Kindes und ebenso die schulischen Anforderungen werden nun aber wesentlich von einer Reihe ökologischer Faktoren beeinflußt, von individuellen Anregungsbedingungen über soziokulturelle und materielle Gegebenheiten in Familie, Vorschule und Schule bis zur gesamtgesellschaftlichen Situation. Diese ökologisch-gesellschaftlichen Faktoren wiederum stehen sowohl untereinander als auch mit den schulischen Anforderungen und individuellen Lernvoraussetzungen in Interaktion.

Diese Zusammenhänge habe ich erstmals im Jahre 1981 an einem Modell zu veranschaulichen versucht (Nickel 1981a und b), das ich zwischenzeitlich verschiedentlich modifiziert habe (Nickel 1981a und b, 1982a und b, 1984, 1988). Es umfaßt vier Teilsysteme, die sich ständig wechselseitig beeinflussen (vgl. Abb. 1):

- Schulische Anforderungen (Teilsystem Schule)
- Individuelle Lernvoraussetzungen (Teilsystem Schüler)
- Schulische, vorschulische und häusliche Lernumwelt (Teilsystem Ökologie)
- Gesamtgesellschaftliche Situation als übergreifende Rahmenbedingung (Teilsystem Gesellschaft)

4 Schulische Anforderungen

Betrachten wir zunächst das Teilsystem Schule. Dabei müssen wir drei Aspekte berücksichtigen, die aber untereinander in engem Zusammenhang stehen:

Das Schulsystem

Die Höhe schulischer Anforderungsschwellen muß zunächst als eine Funktion des jeweiligen Schulsystems verstanden werden. Dabei spielt z.B. die Stellung der Primarstufe im Gesamtsystem eine entscheidende Rolle, etwa in dem Sinne, ob sie

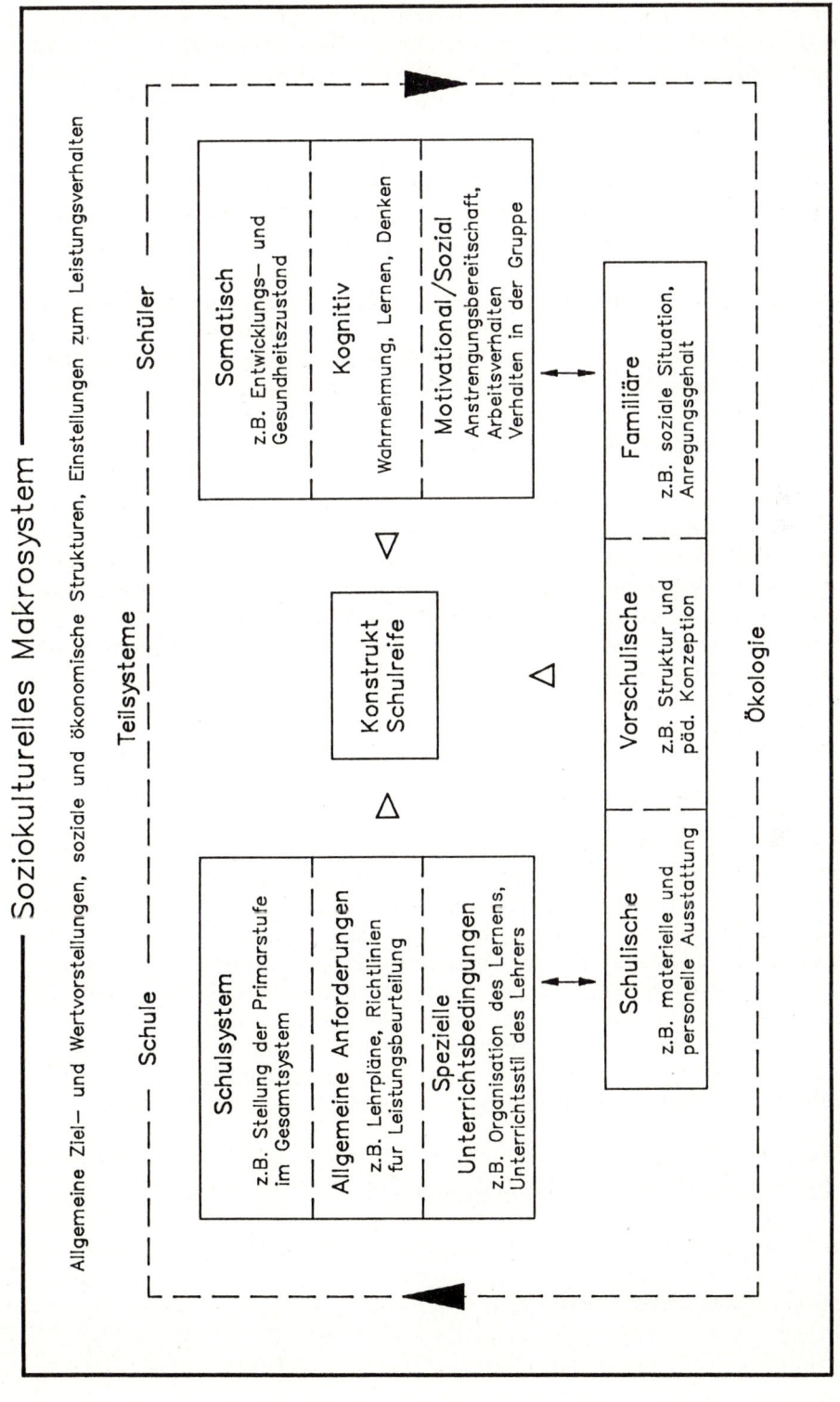

Abb. 1. Systemisch-ökologisches Schulreifemodell nach Nickel (1981, 1982, 1983)

mehr als Vorstufe für die Sekundarstufe verstanden wird oder ob man ihr einen grundlegenden Eigenwert als Bildungssystem zubilligt. Wichtig ist insbesondere, ob und inwieweit die Primarstufe mit dem vorschulischen Erziehungssystem in Interaktion steht und damit einen bruchlosen Übergang erleichtert. Das jeweilige Schulsystem ist einerseits wieder eng mit den gegebenen gesamtgesellschaftlichen Bedingungen verflochten. Das wird besonders deutlich bei einem Vergleich von Schulsystemen verschiedener Staaten mit unterschiedlichen kulturellen oder gesellschaftlichen Voraussetzungen. Ein Beispiel dafür liefert u.a. das englische Schulsystem. Es sieht bereits im Alter von fünf Jahren eine pflichtmäßige Einschulung in die zweijährige "Infant School" vor, die eine Art Übergangsfunktion zwischen unseren Kindergärten und der Grundschule (Primarstufe) einnimmt und damit einen relativ gleitenden Übergang von der vorschulischen zur schulischen Erziehung ermöglicht. Probleme der Schulreife, wie sie deutsche Pädagogen, Psychologen und Ärzte beschäftigen, sind dort praktisch unbekannt (Trouillet 1971).

Allgemeine schulische Anforderungen

Die Höhe der schulischen Anforderungsschwelle ergibt sich weiterhin aus den allgemeinen Anforderungen, wie sie in übergreifenden Lehrplänen und Richtlinien, etwa für die Unterrichtsgestaltung, Leistungsbeurteilung und Versetzungspraxis, festgelegt sind. Wie sehr solche generellen schulischen Anforderungen den Lernerfolg beeinflussen können, wird u.a. durch die erheblichen Schwankungen der Versagensquote zwischen den verschiedenen Ländern der Bundesrepublik Deutschland demonstriert. So variierte z.B. der durchschnittliche Anteil der Repetenden in der ersten Klasse für das Jahr 1977 zwischen 2,4 % in Bayern und 7,4 % in Schleswig-Holstein.

Spezielle Unterrichtsbedingungen

Wichtiger noch als jene allgemeinen schulischen Anforderungen sind Art und Weise ihrer konkreten Umsetzung im Sinne spezieller Unterrichtsbedingungen in einer Schule bzw. in den Anfängerklassen. Dies betrifft vor allem die Gestaltung der jeweiligen Lernbedingungen, insbesondere die Organisation des Lernens und den Unterrichtsstil des Lehrers. Die daraus resultierenden Schwankungen der Versagensquote sind weitaus größer als die zwischen einzelnen Bundesländern. So ergab sich an 157 Grundschulen des Landes Nordrhein-Westfalen für den Anteil der Sitzenbleiber eine Variationsbreite von 0 - 17% (Muth u. Biermann 1972). Nach Hetzer (1969) streuten die Erfolgschancen von Schulanfängern in verschiedenen Klassen des Landes Hessen sogar zwischen 15 und 82%.

5 Individuelle Lernvoraussetzungen

Wenden wir uns nun dem zweiten Teilsystem dieses Modells, den Schülern mit ihren unterschiedlichen Lernvoraussetzungen, zu. Diese lassen sich im wesentlichen unter zwei Aspekten betrachten:

Somatische Voraussetzungen

Frühere Annahmen einer engen Wechselbeziehung zwischen somatischem und psychischem Reifestand – etwa im Sinne der Körpergestalt-Typologie von Zeller (1936) – konnten durch die spätere Forschung zwar nicht bestätigt werden (vgl. Abschn. 1), dies darf aber nicht zu der Auffassung verführen, als sei der körperliche Entwicklungsstand für eine erfolgreiche Einschulung von unwesentlicher Bedeutung. So zeichnen sich zumindest für einige Teilbereiche bedeutsame Beziehungen zwischen somatischem Entwicklungsstand sowie Gesundheitsstand einerseits und Schulerfolg andererseits ab. Das gilt vor allem für körperlich retardierte Kinder sowie für Schulanfänger mit einer erst kurz zurückliegenden schweren Erkrankung.

Für einzelne Teilgruppen einer Stichprobe von 220 Schulanfängern konnten Grau u. Klaus (1975 a und b) auch statistisch gut abgesicherte Beziehungen zwischen Skelettalter und Schulleistungen nachweisen. Die Autoren gehen dabei von einem engen Zusammenhang zwischen Skelettalter und Gehirnentwicklung aus. Letztere bildet nicht nur die organische Basis der Lernkapazität, sondern auch die des schulischen Leistungsverhalten.

Darüber hinaus muß der Schularzt aber schon aus rein prophylaktischen Gründen bei jeder Entscheidung über eine Einschulung sorgfältig die Frage prüfen, ob einem Kind aufgrund seines derzeitigen körperlichen Entwicklungs- und Gesundheitsstandes die damit verbundenen psycho-physischen Belastungen zugemutet werden können und ob es diese mit hinreichender Aussicht auf Erfolg wird bewältigen können.

Psychische Voraussetzungen

Unter entwicklungspsychologischer Betrachtungsperspektive unterscheidet man hinsichtlich der psychischen Voraussetzungen einer erfolgreichen Einschulung traditionellerweise zwischen kognitiver, motivationeller und sozialer Schulreife (Hetzer u. Tent 1969; Schenk-Danzinger 1969; Nickel 1976). Die kognitiven Voraussetzungen umfassen im wesentlichen jene Komponenten, die das Schulfähigkeitskonstrukt der 60er und 70er Jahre kennzeichneten, also eine differenzierte visuelle und auditive Wahrnehmung, ferner Lern- und Behaltensleistungen, Denken und Begriffsbildung, insbesondere Zahl- und Mengenbegriffe.

Die motivationalen und sozialen Voraussetzungen umfassen alle jene subjektiven Faktoren, die Schenk-Danzinger (1969) mit dem Begriff "Schulbereitschaft" zu umschreiben versuchte, z.B. Motivation, Anstrengungsbereitschaft, Ansprechbarkeit in einer Gruppe, relative Selbständigkeit und Unabhängigkeit von einer direkten Zuwendung durch Erwachsene. Die Bedeutung dieser Faktoren für den Schulerfolg zeigt sich insbesondere an vorzeitig eingeschulten Kindern (Löschenkohl 1989). So wiesen unter einer Stichprobe von kinderpsychiatrisch stationär behandelten Grundschülern jene, die früh eingeschult waren gegenüber später eingeschulten (Einschulungsalter 6;3 bis 6;6 gegenüber 6;7 bis 7;3) zwar signifikant höhere Intelligenzwerte auf, jedoch schlechtere Konzentrationsleistungen (Barchmann u. Kinze 1987).

6 Die Lernumwelten

Das dritte Teilsystem Ökologie umfaßt die Gesamtheit häuslicher (oder familiärer), vorschulischer und schulischer Umweltfaktoren (Lernumwelt).

Die familiäre Ökologie

Aus der familiären bzw. häuslichen Umwelt ließ sich in bisherigen Untersuchungen eine Vielzahl wirksamer Einzelfaktoren nachweisen, wie z.B. die sozioökonomische Situation der Familie, Wohnverhältnisse, Zahl und Position der Geschwister, Zuwendungsverhalten der Bezugspersonen, Anregungsgehalt der Umgebung und besonders die sprachliche Stimulation sowie Art und Umfang sozialer Kontakte zu Erwachsenen und Gleichaltrigen (Nickel 1981a).

Die vorschulische Ökologie

Bei der institutionellen vorschulischen Ökologie geht es vor allem um die Frage, ob der Schulanwärter einen Kindergarten oder eine andere Vorschuleinrichtung besucht hat, welche Einflüsse von ihrer Struktur und pädagogischen Konzeption ausgingen bzw. wie sich das Kind damit auseinandergesetzt hat. Denn auch hier müssen wir im Sinne des Modells von einer aktiven Wechselwirkung zwischen Individuum und Umwelt ausgehen. Dabei spielen auch die materielle Ausstattung der Einrichtung und die von ihr vermittelten Lernanregungen eine wichtige Rolle (Nickel et al. 1980; Brandt u. Wolf 1985).

Die schulische Ökologie

Diese umfaßt sowohl die materielle und personelle Ausstattung der Schule als auch ihre sozialen Bedingungen und vor allem ihre pädagogische Atmosphäre. Der Einfluß der schulischen Ökologie auf eine erfolgreiche Einschulung wurde erst in jüngster Zeit in seiner ganzen Tragweite erkannt. Dies betrifft vor allem die Bedeutung didaktischer Konzepte, insbesondere geeigneter Maßnahmen eines differenzierenden Unterrichts. Ihre erfolgreiche Verwirklichung hängt sowohl von den pädagogischen Einstellungen und dem didaktischen Geschick des Lehrers ab als auch von den gegebenen materiellen Voraussetzungen, wie z.B. dem Angebot an Lern- und Übungsmaterial, der Verfügbarkeit von Arbeitsräumen für Teilgruppen usw. Eine wichtige Rolle spielt aber auch eine den kindlichen Bedürfnissen entsprechende Gestaltung der Schulgebäude und ihrer Einrichtungen, an denen es gegenwärtig nach den Berichten vieler Grundschulrektoren noch immer erheblich mangelt. Das beginnt bereits mit dem architektonischen Gesamtkonzept (Rittelmeyer 1987).

Bei den drei ökologischen Bereichen Familie, Vorschule und Schule kommt es wesentlich darauf an, inwieweit sie sich gegenseitig unterstützen, z.B. ob die vorschulische und schulische Lernumwelt untereinander mit der häuslichen Umwelt eher fördernd interagieren oder ob negativ hemmende Einflüsse kumulieren. Nur bei einem integrativen Zusammenwirken aller drei ökologischen Bereiche ist ein bruchloser, gleitender Übergang möglich. Er sollte durch gemeinsame Anstrengungen und Abstimmung von Lehrern, Eltern und Vorschulerziehern im Sinne eines ökologisch begleitenden Übergangs gestaltet werden. Diese Aufgabe stellt sich ganz besonders bei der Einschulung von Kindern aus sozial benachteiligten Bevölkerungsschichten und gewinnt zusätzliche Bedeutung für Kinder ausländischer Arbeitnehmer (Ambühl-Caesar 1985).

Die gesamtgesellschaftlichen Rahmenbedingungen

Alle drei bisher kurz erläuterten Teilsysteme können in ihrer Bedeutung für das Problem der Schulreife und damit in ihrer Wechselwirkung mit dem sich entwickelnden Kind nur auf dem Hintergrund der jeweiligen gesamtgesellschaftlichen Situation verstanden werden. Dazu gehören vor allem die allgemein anerkannten Ziel- und Wertvorstellungen einer Gesellschaft sowie ihre sozialen und ökonomischen Strukturen.

Nicht zuletzt ist hier aber auch die vorherrschende Einstellung zum Leistungsverhalten zu nennen, die gerade in letzter Zeit mehr oder weniger starken Veränderungen unterliegt. Ein anschauliches Beispiel dafür, wie sich solche Veränderungen auf der Ebene gesellschaftlicher Normen und Zielvorstellungen auf die Vorbereitung für die Schule auswirken können, bildet die während der letzten Jahre in den USA zunehmende Tendenz von Eltern aus sog. Aufsteiger-Familien, ihre Kinder bereits in frühestem Alter in exklusiven Vorschulen, den sog. "hothouses" (Treibhäusern) zum "Superkid" heranzüchten zu lassen. Nach einer Pressemitteilung vom Februar 1987 hat dieser Trend zum "hothousing" inzwischen bereits sechs Millionen amerikanischer Eltern erfaßt. Eine der Folgen soll nach Berichten von Ärzten und Psychologen eine ansteigende Zahl streßverwandter Symptome oder gar Depressionen bei diesen Kindern sein.

7 Konsequenzen für die Schuleingangsdiagnostik und für die Einschulungspraxis

Versteht man Schulreife im Sinne des dargestellten Modells nicht nur als individuumsspezifische Voraussetzungen im Schüler, sondern als dynamisches Produkt aktiver Wechselbeziehungen zwischen Individuum und verschiedenen Umweltsystemen, so erfordert dies auch eine entsprechende Veränderung der Einschulungsuntersuchungen. Ihre Aufgabe kann dann nicht mehr vorrangig in einer Selektion schulreifer und nicht-schulreifer Kinder bestehen, sondern sie sollte die verschiedenen ökologischen Teilsysteme in ihrer jeweiligen Wirkung, aber auch bezüglich ihrer Beeinflußbarkeit berücksichtigen. Das bedeutet, daß sie primär darauf abzielen muß, dem Lehrer fortlaufend angemessene Entscheidungshilfen für Lernwegalternativen und differenzierende Fördermaßnahmen zu liefern. Statt der bisherigen punktuellen Selektionsdiagnostik ist eine fortlaufende Modifikationsdiagnostik zu entwickeln. Ihr Ziel sollte es in erster Linie sein, die jeweils erforderlichen Informationen zur Realisierung geeigneter Modifikationsstrategien zur Verfügung zu stellen. Dies muß nicht einen völligen Verzicht auf statusdiagnostische Urteile bedeuten. Letztere können durchaus eine sinnvolle Teilfunktion erfüllen, etwa zur Ermittlung relativ stabiler Determinanten des Schulerfolgs. Allerdings dürfen sich sinnvolle und erfolgversprechende Schuleingangsdiagnostik und Einschulungsberatung keinesfalls auf solche punktuellen Statusurteile beschränken. Sie müssen vielmehr nach den Ursachen fragen und ganz besonders nach den daraus ableitbaren Möglichkeiten einer Veränderung.

Wird die Einschulungsdiagnostik in diesem Sinne zur Gewinnung verläßlicher Grundlagen für die Erarbeitung geeigneter Interventionsstrategien zur optimalen Förderung des Schulanfängers verstanden, muß man vor allem auch folgendes beachten: Bei mangelnder Schulreife darf man nicht nur – wie dies bisher vorwiegend geschah – einseitig danach fragen, durch welche Fördermaßnahmen die individuellen Voraussetzungen im Schüler den schulischen Anforderungen angenähert werden können. Vielmehr muß man auch umgekehrt die Frage stellen, wie diese Anforderungen den Gegebenheiten im Schüler besser angeglichen werden können. Voraussetzung dafür ist allerdings die Bereitschaft der Institution Schule bzw. ihrer Repräsentanten, auch der einzelnen Lehrer, ihre Anforderungen sowie ihr didaktisch-methodisches Vorgehen und ihren Unterrichtsstil immer wieder in Frage zu stellen und entsprechend den Erfordernissen zu modifizieren.

Möglichkeiten dazu bieten vor allem eine stärkere Individualisierung und innere Differenzierung des Unterrichts (Flammer 1978; Krapp 1980; Nickel 1980) sowie ein stärker schülerzentrierter Unterrichtsstil (Schenk-Danzinger 1969; Nickel 1983). Das impliziert zweifellos die Forderung, auch die materiell-ökologischen Voraussetzungen dafür entsprechend zu verbessern, wie z.B. angemessene Klassen- bzw. Gruppengrößen, Verfügbarkeit von Gruppenräumen, Ausstattungen mit Lern- und Arbeitsmaterial. Andererseits belegen vielfältige Erfahrungen schulpsychologischer Beratungsstellen, daß entsprechende Maßnahmen von seiten einzelner Lehrer bzw. Lehrergruppen auch ohne größeren finanziellen und materiellen Aufwand verwirklicht werden können. So zeigt sich immer wieder, daß Schüler, die in bestimmten Schulen versagen oder von der Einschulung zurückgestellt werden sollen, in anderen Schulen und sogar in Parallelklassen derselben Schule durchaus erfolgreich sein können.

Eine empirische Kontrolle und zugleich Bestätigung der Effektivität solcher unterstützenden Maßnahmen durch einzelne Lehrerkollegien bzw. Schulen lieferten u.a. die Ergebnisse einer wissenschaftlichen Begleituntersuchung zu verschiedenen Fördermaßnahmen, die Dumke (1980) vorlegte. Danach kommt einer inneren Differenzierung sowohl für die generelle Verminderung der Quote der Schulversager als insbesondere auch für die Förderung ansonsten zurückgestellter Schulanfänger eine vorrangige Bedeutung zu. Durch entsprechende schulische Differenzierungs- und Fördermaßnahmen verbesserte sich nicht nur die kognitive Leistungsfähigkeit, sondern es ließen sich auch bedeutsame positive Auswirkungen auf relevante Persönlichkeitsmerkmale der betreffenden Kinder nachweisen. Das gilt insbesondere für eine Stärkung des Selbstvertrauens (Dumke u. Heidbrink 1980), das eine wichtige Voraussetzung für die Leistungsmotivation und damit für den Schulerfolg eines Kindes darstellt. Dies soll aber nun keinesfalls bedeuten, daß der Schule – quasi in Umkehrung der bisherigen Praxis – die Hauptverantwortung bei der Lösung des Schulreifeproblems aufgebürdet werden soll. Ebenso wichtig ist eine grundlegende Veränderung der bisherigen Praxis der Einschulungsuntersuchungen im dargelegten Sinne. Beide Maßnahmen müssen sich wechselseitig unterstützen.

Schon für die Trennung schulreifer und nicht-schulreifer Kinder im Sinne einer reinen Selektionsdiagnostik erwiesen sich die meisten der bisher vorliegenden Schulreifetests nur als bedingt tauglich (Kornmann 1972; Krapp u. Mandl 1973,

1977; Löschenkohl 1975). Darüber hinaus sind sie fast durchgehend nicht in der Lage, dem Lehrer angemessene Entscheidungshilfen für Lernwegalternativen und differenzierende Förderungsmaßnahmen zu geben. Deshalb wurden in jüngster Zeit sog. prozeßdiagnostische Einschulungsverfahren entwickelt (Rüdiger 1979). Sie verbinden eine "vorlaufende Entscheidungshilfe" zum Zeitpunkt der Einschulung mit einer "permanenten Entscheidungshilfe" während des Unterrichts im ersten Schuljahr. Nach diesem Konzept werden die Schüler zunächst aufgrund des Diagnosestandes zum Zeitpunkt der Einschulung gemäß ihrer individuellen Lernkapazitäten unterschiedlichen Lernwegalternativen zugewiesen (vorlaufende Entscheidungshilfe).

In eine solche vorlaufende Entscheidung vor der Einschulung müßten auch relevante Erfahrungen, Beobachtungen und Berichte aus der Vorschulzeit einbezogen werden (Koob 1981; Hess u. Müller 1984). Das gilt insbesondere für die Beobachtungen und Erfahrungsberichte von Erzieherinnen der besuchten Vorschul-Einrichtungen. Ebenso sollten eventuell vorliegende Berichte von Kinderärzten und Kinderneuropsychiatern, die wegen bestimmter Erkrankungen oder Auffälligkeiten des Kindes während der vorhergehenden Jahre aufgesucht wurden, gebührende Berücksichtigung finden. Schuleingangsdiagnostik stellt sich damit als ein multifaktorieller, interdisziplinär angelegter Prozeß dar. Dazu ist das Zusammenwirken von kompetenten Vertretern der einzelnen Bereiche oder Institutionen soweit wie möglich anzustreben. Dies betrifft nicht nur Lehrer, Schulpsychologen, Schulberater und Schulärzte, sondern auch die Vorschulerzieher, und nicht zuletzt die Eltern sollten in diesen Prozeß eingebunden werden (Nickel 1988).

Einen anschaulichen Fallbericht für das Zusammenwirken der verschiedenen beteiligten Experten (Eltern, Schulleiter, Schularzt, Schulpsychologe, Beratungslehrerin, Schulrat), einschließlich der dabei auftretenden Kontroversen und Möglichkeiten ihrer Überwindung, liefern Franz u. Häring (1988) am Beispiel der Entscheidungsfindung über ein Kind, das nach dem Wunsch der Eltern vorzeitig eingeschult werden sollte. Dabei zeigen die Autoren einerseits welche Schwierigkeiten durch unterschiedliche Expertenmeinungen auftreten können, andererseits demonstriert dieser Bericht aber auch recht eindringlich, daß nur unter Berücksichtigung und bei Abwägen aller, wenn auch teilweise kontroverser Befunde, eine für das betroffene Kind bestmögliche Entscheidung gefunden werden konnte. Darüber hinaus zeigte sich noch ein weiterer, für die künftige Zusammenarbeit der beteiligten Experten vielleicht besonders wichtiger Effekt: In einer solchen Situation müssen auch Experten lernen, nicht nur auf der Auffassung zu beharren, die durch die eigene fach- oder aufgabenspezifische Sichtweise jedes einzelnen nahegelegt wird, sondern es gilt auch bereit und offen zu sein für die Perspektive der anderen Beteiligten und diese in das eigene Urteil einzubeziehen.

Die Schuleingangsdiagnostik darf aber nicht mit dem Zeitpunkt der Einschulung enden, sondern sollte den schulischen Lernprozeß auch weiterhin begleiten. Solche unterrichtsbegleitenden diagnostischen Erhebungen im Sinne permanenter Entscheidungshilfen ermöglichen es erst, angemessene Entscheidungen über zusätzliche Interventionsmaßnahmen zu treffen, vor allem über den Einsatz spezifischer Unterrichtsmethoden in Form einer inneren Differenzierung. Sie sollen ferner dabei helfen, in angemessenen Abständen den Erfolg jener Maßnahmen zu überprüfen, die aufgrund solcher diagnostischer Erhebungen eingeleitet wurden. Sie können dabei Hinweise für eine angemessene Fortführung bzw. auch für eine eventuell notwendige Modifikation dieser Maßnahmen liefern (Rüdiger et al 1976; Rüdiger 1978; Nickel 1981a und b). Allerdings kann man die praktische Umsetzung nicht dem Lehrer allein übertragen, damit wäre er erheblich überfordert. Hier eröffnet sich ein wichtiges Feld für die regionalen Schulberatungseinrichtungen, die in vertrauensvoller Zusammenarbeit mit Lehrern, Eltern und Vorschulerziehern einen angemessenen ökologisch begleitenden Übergang organisieren und dem Lehrer notwendige Hilfen bieten können. Nach der Erfahrung verschiedener schulpsychologischer Beratungsstellen bieten sich dafür u.a. Vorbereitungs- bzw. Trainingsseminare für Grundschullehrer und Eltern an, an denen auch Vorschulerzieher beteiligt werden sollten. Eine so verstandene Schuleingangsdiagnostik und Einschulungsberatung stellt einen wichtigen Schritt dar, dem Kind einen möglichst bruchlosen und ökologisch begleiteten Übergang aus der familiären und vorschulischen Umwelt in das neue und fremde System Schule zu ermöglichen. Darüber hinaus können sie auch die Grundlagen für weitere förderungsdiagnostische Maßnahmen im·Verlauf der Grundschulzeit legen, um künftigen Schulschwierigkeiten und einer ungünstigen Persönlichkeitsentwicklung so früh wie möglich entgegenzuwirken. Das ist zugleich die beste Möglichkeit einer psychologisch-pädagogischen und auch psychosomatischen Prophylaxe.

Literatur

Aebli H (1976) Die geistige Entwicklung als Funktion von Anlage, Reifung, Umwelt- und Erziehungsbedingungen. In: Roth H (Hrsg) Begabung und Lernen. Ergebnisse und Folgerungen neuer Forschungen. Klett, Stuttgart

Ambühl-Caesar G (1985) Förderung ausländischer Kinder im Kindergarten unter besonderer Berücksichtigung des Elternhauses. In: Nickel H (Hrsg) Sozialisation im Vorschulalter. Edition Psychologie VCH, Weinheim

Barchmann H, Kinze W (1987) Bedeutung von Einschulungsalter und Geschlecht für den Schulerfolg im Grundschulalter. Ärztl Jugendkunde 78: 316-324

Brandt W, Wolf B (1985) Erzieherverhalten und Lernumwelt des Kindergartens. In: Nickel H (Hrsg) Sozialisation im Vorschulalter. Edition Psychologie VCH, Weinheim

Bronfenbrenner U (1974) Wie wirksam ist die kompensatorische Erziehung? Klett, Stuttgart

Bronfenbrenner U (1981) Die Ökologie der menschlichen Entwicklung. Klett-Cotta, Stuttgart

Busemann A (1950) Periodizität im Ablauf der menschlichen Jugend. Kinderärztl Prax 18: 443-451

Busemann A (1953) Krisenjahre im Ablauf der menschlichen Jugend. Henn, Ratingen

Dumke D (1980) Förderung lernschwacher Schüler. Reinhardt, München

Dumke D, Panskus G (1979) Der Schulerfolg vorzeitig aufgenommener Grundschüler. Unterrichtswissenschaft 16: 174-181

Dumke D, Heidbrink H (1980) Auswirkungen unterschiedlicher Förderung auf die Persönlichkeitsstruktur lernschwacher Schüler. Psychol Erzieh Unterricht 27: 1-9

Edelmann W (1969) Schulreife und Schulreifetests. Schule Psychologie 16: 289-295

Flammer A (1978) Wechselwirkung zwischen Schülermerkmalen und Unterrichtsmethoden - eine zerronnene Hoffnung? In: Mandl H, Krapp A (Hrsg) Schuleingangsdiagnostik. Neue Modelle, Annahmen und Befunde. Hogrefe, Göttingen

Franz G, Häring HG (1988) Einschulung eines Kann-Kindes als Expertenproblem. Psychol Erzieh Unterricht 35: 219-222

Gesell A, Ilg FL (1954) Das Kind von Fünf bis Zehn, 2. Aufl., Christianverlag, Bad Nauheim

Grau U, Klaus F (1975a) Das Skelettalter nach Tanner-Whitehouse und die sogenannte "körperliche Schulreife". Prax Kinderpsychol Kinderpsychiat 24: 94-101

Grau U, Klaus F (1975b) Skelettalter und Schulleistungen. Prax Kinderpsychol Kinderpsychiat 24: 146-155

Grotloh-Amberg H (1971) Beeinflussung des Verhaltens durch den Schuleintritt. Huber, Bern

Hess T, Müller A (1984) Schuleintrittsdiagnostik: Neue Perspektiven. Psychol Erzieh Unterricht 31: 57-63

Hetzer H (1953) Zum Problem der Schulreife. Westermanns Pädagog Beitr 5: 6-15

Hetzer H (1969) Aktuelle Probleme beim Eintritt in die Schule in psychologisch-pädagogischer Sicht. Vortrag auf der Studientagung der Universität des Saarlandes, Saarbrücken 1969

Hetzer H, Tent L (1969) Der Schulreifetest - Auslesemittel oder Erziehungshilfe? 3. Aufl. Beltz, Weinheim

Hetzer H, Tent L (1971) Weilburger Testaufgaben für Schulanfänger (WTA). Unter Mitarbeit von H. Schuppener. Beltz, Weinheim

Jäger R, Beetz E, Erler R, Walther R (1976) Mannheimer Schuleingangsdiagnostikum. Beltz, Weinheim

Karas E, Seyfried H (1967) Schulreifetests Form B, Wiener Schulreifetests. Ketterl, Wien

Kemmler L (1967) Erfolg und Versagen in der Grundschule. Hogrefe, Göttingen

Kemmler L, Heckhausen H (1962) Ist die sogenannte "Schulreife" ein Reifungsproblem? In: Ingenkamp K (Hrsg) Praktische Erfahrungen mit Schulreifetests. Psychologische Praxis, Bd 30. Karger, Basel, S 52-89

Kern A (1951) Sitzenbleiberelend und Schulreife. Herder, Freiburg

Kern A (1959) Der Grundleistungstest zur Ermittlung der Schulreife. Ehrenwirth, München

Kern A (1969) Der Paralleltest zum Grundleistungstest. Krieger, Koblenz

Klauer KJ (1975) Intelligenztraining im Kindesalter: Ergebnisse, Theorien und Methoden der Forschung. Beltz, Weinheim

Koob B (1981) Theorie, Methoden und Probleme der Schuleingangsdiagnostik. In: Jäger RS, Ingenkamp K, Stark G (Hrsg) Tests und Trends. Beltz, Weinheim

Kornmann R (1972) Minimalisieren Schulreifetests die Zahl der Fehlentscheidungen? Kommentar zum Bericht von Mandl und Krapp "Zum Problem der Punktwertgrenzen bei der Interpretation von Schulreifetestergebnissen". Z Entwicklungspsychol Pädagog Psychol 4: 282-286

Krapp A (1980) Schulreife und Schulfähigkeit. In: Rost DH (Hrsg) Entwicklungspsychologie für die Grundschule. Klinkhardt, Bad Heilbrunn

Krapp A, Mandl H (1973) Zur Problematik der Schulreifetests. Bayerische Schule 26: 209-212

Krapp A, Mandl H (1977) Einschulungsdiagnostik: Eine Einführung in Probleme und Methoden der pädagogisch-psychologischen Diagnostik. Beltz, Weinheim

Kratzmeier H (1967) Kleinkindlesen. Schule Psychol 14: 215-222

Kroh O (1951) Psychologie der Entwicklung. In: Lexikon der Pädagogik. Francke, Bern

Kroh O (1969) Entwicklungspsychologie des Grundschulkindes (Originalausgabe Langensalza 1927), 22. Aufl. Beltz, Weinheim

Löschenkohl E (1975) Über den prognostischen Wert von Schulreifetests. Beltz, Weinheim

Löschenkohl E (1978) Multivariate Methoden zur Aufklärung von Schulerfolg und Lernerfolg. In: Mandl H, Krapp A (Hrsg) Schuleingangsdiagnose. Neue Modelle, Annahmen und Befunde. Hogrefe, Göttingen

Lorf M (1966) Entwicklungsbedingungen der Differenzierungsfähigkeit im Kleinkind- und Vorschulalter. Probl Ergeb Psychol 17: 7-33

Meinert R (1963) Schulreife und Entwicklung. Beitrag zur Frage der seelisch-körperlichen Harmonie. In: Hillebrand MJ (Hrsg) Zum Problem der Schulreife, 3. Aufl. Reinhardt, München

Meis R (1967) Kettwiger Schulreifetest (KST). Beltz, Weinheim

Meis R (1973) Duisburger Vorschul- und Einschulungs-Test (DVET). Beltz, Weinheim

Muth J, Biermann R (1972) Erhebung zur Situation der Versuchsgrundschulen in Nordrhein-Westfalen. In: Grundschulen in Nordrhein-Westfalen im Schulversuch (Die Schule in Nordrhein-Westfalen, Heft 41). Henn, Ratingen

Nickel H (1967) Die visuelle Wahrnehmung im Kindergarten- und Einschulungsalter. Huber, Bern und Klett, Stuttgart

Nickel H (1968) Untersuchungen zur Bedeutung einer erhöhten Motivation für eine einzelheitliche Auffassung in der visuellen Wahrnehmung vierjähriger Kinder. Psychol Rundsch 19: 9-17

Nickel H (1969) Die Bedeutung planmäßiger Übung für die Entwicklung einer differenzierenden visuellen Auffassung im Vorschulalter. Z Entwicklungspsychol Pädagog Psychol 1: 103-118

Nickel H (1972) Neuere Ergebnisse zur visuellen Differenzierungsfähigkeit im Vorschulalter, ihre entwicklungstheoretische und praktisch-pädagogische Bedeutung. Schule Psychol 19: 1-11

Nickel H (1976) Entwicklungsstand und Schulfähigkeit. Zur Problematik des Schuleintritts und Einschulungsuntersuchungen. Studienhefte Psychologie. Reinhardt, München

Nickel H (1979) Entwicklungspsychologie des Kindes- und Jugendalters, Bd II: Schulkind und Jugendlicher, 3. Aufl. Huber, Bern

Nickel H (1980) Entwicklungstheorien und ihre Bedeutung für den Grundschullehrer. In: Rost DH (Hrsg) Entwicklungspsychologie für die Grundschule. Klinkhardt, Bad Heilbrunn

Nickel H (1981a) Schulreife und Schulversagen. Ein ökopsychologischer Erklärungsansatz und seine praktischen Konsequenzen. Psychol Erzieh Unterricht 28: 19-37

Nickel H (1981b) Schulfähigkeit - Schulreife. In: Schiefle H, Krapp A (Hrsg) Handlexikon zur Pädagogischen Psychologie. Ehrenwirth, Mannheim

Nickel H (1982a) Schulreife und Schulerfolg als ökopsychologisches Problem. In: Janig H, Löschenkohl E, Schofnegger J, Süssenbacher G (Hrsg) Umweltpsychologie, Bewältigung neuer und veränderter Umwelten. Literas, Wien

Nickel H (1982b) Schuleingangsberatung auf der Grundlage eines ökopsychologischen Schulreifemodells. In: Heller KA, Nickel H (Hrsg) Modelle und Fallstudien der Erziehungs- und Schulberatung. Huber, Bern

Nickel H (1983) Beziehungen zwischen Lehrer- und Schülerverhalten. In: Kury H, Lerchenmüller H (Hrsg) Schule, psychische Probleme und sozial abweichendes Verhalten - Situationsbeschreibung und Möglichkeiten der Prävention. Heymann, Köln

Nickel H (1984) Schulreife und Schuleingangsdiagnostik. In: Heller KA (Hrsg) Leistungsdiagnostik in der Schule. Huber, Bern

Nickel H (Hrsg) (1985a) Sozialisation im Vorschulalter. Edition Psychologie VCH, Weinheim

Nickel H (1985b) Der Schuleintritt als ökologischer und gesellschaftlicher Übergang. In: Kühn H (Hrsg) Wechselbeziehung Individuum/Umwelt und psychische Entwicklung der Persönlichkeit in der Ontogenese. (Herausgegeben im Auftrag der Deutschen Gesellschaft für Psychologie der DDR.) VEB Kongreß- und Werbedruck, Oberlungwitz

Nickel H (1985c) Die ökopsychologische Entwicklungstherorie und neuere Ansätze zur Periodisierung der Ontogenese. Vortrag auf der 7. Tagung Entwicklungspsychologie in Trier 1985, Universität Trier

Nickel H (1987) Probleme und Trends einer ökologischen Entwicklungspsychologie im frühen Kindesalter. In: Nickel H, Schindler S (Hrsg) Ökopsychologie im frühen Kindesalter. Salzburger Sozialisationsstudien. Universität Salzburg

Nickel H (1988) Schulreife, Schulfähigkeit, Schulbereitschaft. In: Portmann R (Hrsg) Kinder kommen in die Schule. Arbeitskreis Grundschule e.V., Frankfurt (im Druck)

Nickel H, Schenk M, Ungelenk B (1980) Erzieher- und Elternverhalten im Vorschulbereich. Reinhardt, München

Pawlik K (Hrsg) (1976) Diagnose der Diagnostik: Beiträge zur Diskussion der psychologischen Diagnostik in der Verhaltensmodifikation. Klett, Stuttgart

Resnick RJ (1969) A developmental and socioeconomic evaluation of perceptual integration. Dev Psychol 1: 69-96

Rittelmeyer C (1987) Bedeutungsfelder der Schulbau-Architektur. Eine empirische Untersuchung zur Wahrnehmung und Beurteilung verschiedener Schulfassaden durch Schüler. Psychol Erzieh Unterricht 34: 171-177

Roth H et al. (1968) Frankfurter Schulreifetest (FST), 5. Aufl. Beltz, Weinheim

Rüdiger D (1979) Der prozeßdiagnostische Ansatz mit einem Beispiel curricularer Prozeßdiagnostik im Erstleseunterricht. In: Bolscho D, Schwarzer C (Hrsg) Beurteilen in der Grundschule. Urban & Schwarzenberg, München

Rüdiger D, Kormann A, Peetz H (1976) Schuleintritt und Schulfähigkeit. Reinhardt, München

Rüdiger D, Peetz H, Kormann A (1978) Förderung zahlt sich aus. Bayrische Schule 31: 11-14

Schenk-Danzinger L (1969) Schuleintrittsalter, Schulfähigkeit und Lesereife. Deutscher Bildungsrat, Gutachten und Studien der Bildungskommission, Bd 7. Klett, Stuttgart

Selinka R (1940) Der Übergang von der ganzheitlichen zur analytischen Auffassung im Kindes-alter. Z Pädagog Psychol Jugendk 41: 31-36

Tiedemann J (1977) Leistungsversagen in der Schule. Goldmann, München

Tiedemann J (1978) Einschulungsdiagnostik unter entwicklungspsychologischem Aspekt. In: Mandl H, Krapp A (Hrsg) Schuleingangsdiagnose. Neue Modelle, Annahmen und Befunde. Hogrefe, Göttingen

Tietze W (1973) Chancengleichheit bei Schulbeginn. Schwann, Düsseldorf

Trouillet B (1971) Die Vorschulerziehung in neun europäischen Ländern, 3. Aufl. Beltz, Weinheim

Zeller W (1936) Der erste Gestaltwandel des Kindes. Barth, Leipzig

Kognitive Frühförderung

Beate Rennen-Allhoff

1 Einleitung

Was Hänschen nicht lernt, lernt Hans nimmermehr. Früh krümmt sich, was ein Häkchen werden will.

Die Vorstellung, daß die frühe Kindheit eine Phase von besonderer Bedeutung für das Lebensschicksal eines Menschen sei, führte in den 60er und 70er Jahren zu einer enormen Intensivierung vorschulischer Förderungsbemühungen. Diese Vorstellung wurde damals aus mehreren Quellen gespeist.

Zu nennen ist die Betonung frühkindlicher Erfahrungen in der klassischen Psychoanalyse. Einen wichtigen Einfluß übten außerdem die berühmt gewordenen Beobachtungen über die Entwicklung der Nachfolgereaktion bei bestimmten Tieren aus. So folgen etwa Graugänse demjenigen Lebewesen oder bewegten Objekt, dem sie in einer zeitlich eng umgrenzten sensiblen Periode begegnen. In der Regel ist dies das Muttertier. Konrad Lorenz sprach in diesem Zusammenhang von Prägung.

Zahlreiche entwicklungspsychologische Längsschnittstudien seit den 30er Jahren weisen darauf hin, daß der Entwicklungsquotient in den ersten beiden Lebensjahren vielfach starken Schwankungen unterliegt und kaum eine Voraussage des späteren Entwicklungs- oder Intelligenzquotienten erlaubt (s. Abb. 1).

Sowohl bei normalen als auch bei sogenannten Risikokindern, d.h. Kindern mit besonderen prä- und perinatalen Belastungen, liefern der sozioökonomische Status oder das Intelligenzniveau der Eltern bessere Schätzungen der späteren intellektuellen Leistungsfähigkeit eines Kindes als das Intelligenzniveau im Säuglingsalter oder als medizinische Indikatoren. Danach werden die Veränderungen in der relativen Position der Individuen zunehmend geringer, und im Grundschulalter sind die Übereinstimmungen mit dem Intelligenzniveau im Erwachsenenalter schon recht beträchtlich (s. Abb. 2).

Daraus wurde zum Beispiel von Bloom (1964/1971) geschlossen, daß die Intelligenz weitgehend genetisch festgelegt sei und daß Beeinflussungsversuche vornehmlich in der frühen Kindheit erfolgversprechend seien. Wichtig für die Ausbreitung der Frühförderungsidee war außerdem die Feststellung, daß die Schule nicht zum Ausgleich unterschiedlicher familiärer Anregungsbedingungen beiträgt, sondern sich im Gegenteil während des Schulalters die Schere zwischen Kindern aus verschiedenem Milieu weiter öffnet.

All dies schien dafür zu sprechen, daß die ersten Lebensjahre für die geistige Entwicklung eine kritische oder sensible Phase mit besonders guten Förderungschancen darstellen.

Die Modellvorstellungen reichten dabei vom Wachsen neuer Neurone oder

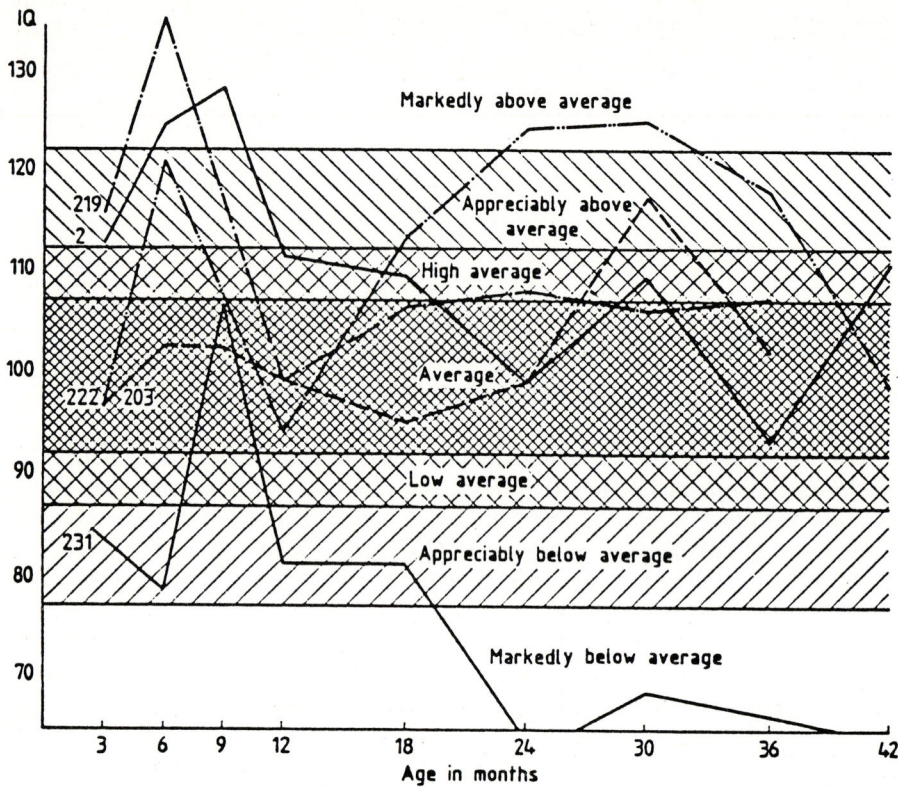

Abb. 1. Individuelle IQ-Kurven von Kindern im Alter von 3-42 Monaten. (Aus Cattell 1960)

einem einer Impfung vergleichbaren Immunisierungseffekt durch zusätzliche Maßnahmen in diesem Alter bis zum bescheideneren Anspruch einer intensiveren pädagogischen Förderung von Anfang an.

Versucht man, die vielfältigen Ansätze zur Förderung der geistigen Leistungsfähigkeit in der frühen Kindheit zu klassifizieren, so könnte man mit medizini-
schen Behandlungsformen beginnen. So stellt etwa die frühe diätetische Behandlung von Kindern mit Phenylketonurie eine besonders effektive Beeinflussung der
Entwicklungschancen dar. Auch weisen z.B. Gibson und Fields (1984) darauf hin,
daß bei Down-Syndrom-Kindern die intensive medizinische Behandlung weitgehend erst die Grundlagen für eine Verhaltensbeeinflussung biete. Diese Interven-
tionsformen sollen hier aber ebenso wie krankengymnastische Verfahren, welche
zum Teil auch auf eine Verbesserung der kognitiven Entwicklungsmöglichkeiten
zielen, außer Betracht bleiben. Das gilt auch für spezielle Ansätze zur Sprachför-
derung.

Innerhalb der pädagogischen-psychologischen oder heilpädagogischen Förder-
ansätze lassen sich zwei große Gruppen unterscheiden: die Gruppe der speziellen
Wahrnehmungstrainings und die sehr heterogene Gruppe der Programme, die unmittelbar auf eine Verbesserung des geistigen Entwicklungsstandes gerichtet sind.
Aus Platzgründen kann dabei nicht auf Einzelprobleme bei speziellen Behinderungen, etwa auf die Frage nach rein vokalem versus allgemeinem Kommunika-

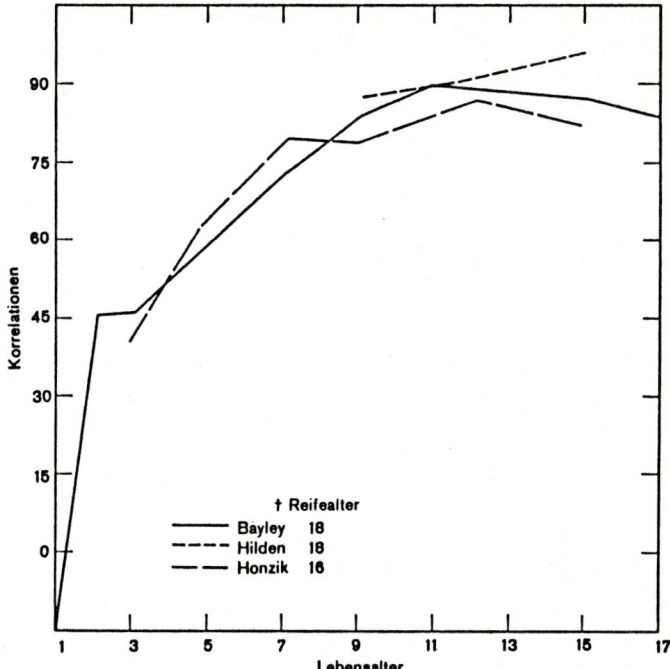

Abb. 2. Korrelationen zwischen Intelligenzniveau im Kindes- und Reifealter. (Aus Bloom 1971)

tionstraining bei tauben Kindern (vgl. dazu z.B. Greenberg 1983; Greenberg u. Calderon 1984) eingegangen werden.

2 Wahrnehmungstraining

Unter Wahrnehmung werden in diesem Zusammenhang meist jene Prozesse des Zentralnervensystems verstanden, bei denen es um die Interpretation und Organisation der physikalischen Reizelemente – nicht der symbolischen – geht. Hier interessieren also Merkmale wie Form, Größe, Farbe, Distanz, Raumlage, nicht jedoch Prozesse des Denkens, des Problemlösens und der sinnhaften Sprache (vgl. Hammill 1982, S. 381).

Die Annahmen, auf denen entsprechende Trainingsprogramme aufbauen, formulierte Cruickshank (1963) folgendermaßen: "Ehe das Kind nicht erkannt hat, daß sein gesamter Körper in koordinierter Weise funktioniert, daß in der Beziehung der verschiedenen Teile zueinander Bedeutung und Sinn liegt und daß jeder Teil seine besonderen und angemessenen Funktionen im Verhältnis zum Ganzen hat, kann offenbar kein sozial akzeptables Lernen stattfinden. Wenn diese Konzepte jedoch in das bewußte Verständnis des Kindes gelangen, kann man feststellen, daß auch Fortschritte in den abstrakten Bereichen des Lesens und Rechnens stattfinden."

Schulschwierigkeiten werden hier vor allem auf mangelnde Entwicklungsvoraussetzungen im Bereich der Wahrnehmung zurückgeführt, wobei je nach speziellem Ansatz stärker die Körperwahrnehmung oder die visuelle Wahrnehmung im Vordergrund steht. Folglich wird versucht, entsprechende Wahrnehmungsleistungen zu trainieren, um so bessere Lernvoraussetzungen zu schaffen und Schulprobleme zu vermeiden oder um bei bereits eingetretenen Schwierigkeiten eine Besserung zu erreichen.

Als prominente Vertreter eines solchen Konzeptes sind Delacato (1959, 1963, 1966), Frostig (Frostig u. Horne 1964; Frostig et al. 1977), Getman (1952, 1963) und Kephart (1960, 1964) zu nennen. Wenn auch die theoretischen Begründungen zum Teil differieren, weisen die in diesen Programmen vorgeschlagenen Übungen doch viele Ähnlichkeiten auf. Im grobmotorischen Bereich wird z.B. am Schwebebalken das Gleichgewicht trainiert; eine "Engel im Schnee" genannte Übung dient zur Verbesserung der Lateralität: Die auf dem Rücken liegenden Kinder sollen hier Arm- und Beinbewegungen des Lehrers/Therapeuten imitieren. Für den Bereich der visuellen Wahrnehmung wurde von Frostig ein stark durchstrukturiertes Papier- und Bleistift-Programm vorgelegt, das in der Bundesrepublik große Beachtung gefunden hat und auch in deutscher Fassung vorliegt. Dieses Trainingsprogramm ist parallel zu dem von derselben Autorin entwickelten Entwicklungstest der visuellen Wahrnehmung (1961; dt. Lockowandt 1974) aufgebaut und enthält Aufgabenreihen zu den Bereichen visuomotorische Koordination, Figur-Grund-Wahrnehmung, Wahrnehmungskonstanz, Wahrnehmung der Lage im Raum und Wahrnehmung räumlicher Beziehungen.

Trainingsprogramme können einmal in Hinblick auf die Verträglichkeit der theoretischen Annahmen mit der einschlägigen Fachliteratur geprüft werden. Im vorliegenden Fall steht dabei die Übereinstimmung der postulierten Zusammenhänge zwischen motorischen, perzeptiven und intellektuellen Leistungen sowie zum Teil auch Funktionen einzelner Hirnbereiche mit den Ergebnissen der neurophysiologischen sowie der allgemein- und entwicklungspsychologischen Forschung im Vordergrund. Auf etliche Diskrepanzen, auf die hier nicht im einzelnen eingegangen werden kann, haben bereits Cratty (1970) und Mann (1970, 1971) hingewiesen.

Solche Trainigsprogramme sind außerdem empirisch auf ihre Wirksamkeit untersucht worden. Einige Studien zu diesem Thema sind allerdings kaum zu interpretieren, weil entweder gar keine Vergleichsgruppe einbezogen wurde (z.B. Birchard u. Crowl 1975), die Ergebnisse einer Kontrollgruppe nicht hinreichend mitgeteilt wurden (Jung u. Schürmann 1980) oder die Gruppen mit und ohne Training sich von vornherein in wichtigen Merkmalen unterschieden (Rosner 1974; Schaney et al. 1976; Slater 1973). In Untersuchungen mit Kontrollgruppen sind die Ergebnisse auf den ersten Blick verwirrend. Während z.B. Davis (1973, erste Klasse), Gabbard (1978), Gamsky u. Lloyd (1971), McCormick u. Schnobrich (1971), Patrinakou (1970), Shinder (1971), Thomas et al. (1975) sowie allerdings nur zum Teil auch Walsh u. D'Angelo (1971) und Weiß (1983) eine Überlegenheit der trainierten Gruppe hinsichtlich visueller und motorischer Aufgaben feststellen konnten, gelang dies Coisman (1972), Davis (1973, Kindergarten), Falik (1969), Fisher u. Turner (1972), Goodman (1973), Newmeister (1977), Hughes et al. (1979), Keim (1970), Lewy et al. (1975) sowie Rice (1972) nicht. Seltener noch fanden sich statistisch bedeutsame Trainigseffekte bei schulbezogenen Merkmalen wie Schulfähigkeit, Leseleistung oder anderen schulischen Leistungen. Da gelegentlich auch einmal eine Kontrollgruppe besser abschnitt als die Trainingsgruppe, kann es nicht erstaunen, daß Kavale u. Mattson (1983) in einer Metaanalyse – einer quantitativen Auswertung von in 180 Studien berichteten Ergebnissen – insgesamt kaum einen Effekt des Wahrnehmungstrainings finden konnten, wobei solche Effekte eher noch hinsichtlich der trainierten Leistungsdimensionen als hinsichtlich der eigentlichen ins Auge gefaßten schulbezogenen Leistungen zu registrieren waren. Diese Analyse bestätigte damit die Resultate früherer Literaturarbeiten (Hammill et al. 1974; Hammill u. Wiederholt 1973). Das schließt nicht aus, daß bei Kindern mit störenden visuomotorischen Defiziten ein solches Übungsprogramm zur Verbesserung entsprechender Leistungen führen kann oder daß die individuelle Anleitung bei Kindern mit Aufmerksamkeits- oder Disziplinproblemen in der Klasse zu Verbesserungen führen kann. Wie bei jeder Behandlung ist aber auch an die Möglichkeit zu denken, daß ein solches Training schaden kann. Solche Überlegungen sind z.B. beim Programm von Delacato, bei dem die Kinder notfalls unter Zwang zum Krabbeln oder Kriechen gebracht werden, nicht ohne weiteres von der Hand zu weisen. Auch ist zu überlegen, ob vorhandene Ressourcen an Zeit und Geld im jeweiligen Fall effektiver, etwa durch eine unmittelbarer auf die schulischen Ziele bezogene Förderung, eingesetzt werden können.

3 Andere Förderprogramme

Wie der Titel dieses Abschnitts schon andeutet, geht es hier um eine sehr heterogene Gruppe von pädagogischen und psychologischen Förderansätzen. Vermutete Mängel in der Erziehungsfähigkeit der Eltern und den häuslichen Anregungsbedingungen, Annahmen über besondere Erziehungsbedürfnisse bei Kindern mit speziellen Beeinträchtigungen und der Wunsch nach psychologischer Unterstützung von Familien mit behinderten Kindern sind neben der eingangs erwähnten Hoffnung auf besonders gute Beeinflussungsmöglichkeiten in der frühen Kindheit einige der wesentlichen Antriebsfedern. Die Ziele reichen von der Prävention von Entwicklungsverzögerungen bis zur Besserung oder zur endgültigen Heilung. Auch inhaltlich variieren die Programme stark; so gibt es verhaltensmodifikatorische Ansätze, kindergartenähnliche Angebote oder Hausbesuche, bei denen ein pädagogischer Helfer jeweils ein bestimmtes Spielzeug einführt und die Eltern hinsichtlich der Möglichkeiten des Spiels damit unterweist. Manche Programme sind bis in Einzelheiten hinein vor Durchführungsbeginn schriftlich fixiert, bei anderen ist es weitgehend dem einzelnen Pädagogen oder Therapeuten überlassen, was er wann wie macht. In der Regel wird zwischen der Förderung durch Hausbesuche und der Förderung in einem Zentrum unterschieden, wobei Kombinationen auch in zeitlicher Aufeinanderfolge häufig sind. Bei Hausbesuchen sind meist Eltern die primären Adressaten, bei Förderung im Zentrum die Kinder, wobei die Kinder entweder individuell oder in Gruppen unterwiesen werden können. Bei den Kindern handelt es sich vor allem um Kinder aus ungünstigem häuslichen Milieu, um Kinder von Teenager-Müttern und Kinder mit prä- und perinatalen Risikofaktoren, um Kinder mit Rückständen gegenüber der Norm bei Entwicklungsprüfungen oder um behinderte Kinder.

Zur Effektivität der Ansätze liegen Hunderte von Studien vor. Trotz der enormen Ausweitung, die die Frühförderung auch in der Bundesrepublik in den letzten Jahren erfahren hat, fehlen entsprechende deutsche Evaluationsstudien, und es muß hier vor allem auf amerikanische Arbeiten zurückgegriffen werden.

Auch hier ergeben sich aber vielfach methodische Probleme, die die Aussagefähigkeit stark einschränken. Einige dieser Probleme können anhand einer Publikation von Maisto u. German (1979) verdeutlicht werden, in der der Frage nachgegangen wurde, welche Kinder von einem bestimmten Training am stärksten profitieren. Der überwiegende Teil der Kinder in dieser Studie wies unspezifische, d.h. nicht mit einem bestimmten Syndrom verbundene, Entwicklungsverzögerungen auf. Zu Beginn der Intervention waren die Kinder im Mittel 10,8 Monate alt. Es wird festgestellt, daß die jüngeren Kinder und diejenigen, die zu Anfang größere Abweichungen vom Durchschnitt aufwiesen, d.h. einen Entwicklungsquotienten unter 70 hatten, sich am stärksten verbesserten. Die Autoren schließen, daß die Daten die Wirksamkeit der Förderung bei entwicklungsverzögerten Kindern deutlich belegen. Die erwähnten Ergebnisse waren jedoch allein aus methodischen Überlegungen von vornherein zu erwarten. So ist jede Messung mit einem Fehler behaftet, und bei extrem guten oder schlechten Werten kann man annehmen, daß dieser Fehler eine Verschiebung zum Extrem hin bewirkt hat. Bei erneuter Messung ist es unwahrscheinlich, daß sich der Fehler bei denselben Personen in derselben Weise auswirkt, so daß gegenüber der Erstuntersuchung auch ohne Intervention mit einer Veränderung der Werte in Richtung auf den Mittelwert zu rechnen ist (Regressionseffekt). Je jünger Kinder bei der Entwicklungsprüfung sind, desto unzuverlässiger sind aber die Testwerte, d.h. um so größer ist der Fehler. Auch steigt die Vorhersagekraft solcher Testwerte, wie zu Beginn schon dargestellt, mit dem Alter der Kinder an. Eine inhaltliche Interpretation solcher Ergebnisse verbietet sich also.

Methodische Probleme ergeben sich vor allem bei der Überprüfung der Effektivität von Frühförderung bei behinderten Kindern, da aus ethischen Gründen Studien mit Kontrollgruppen weitgehend ausfallen, ganz davon abgesehen, daß die Seltenheit einzelner Störungsbilder die Bildung wirklich vergleichbarer Gruppen kaum zulassen würde. Zur Beurteilung der Wirksamkeit muß deshalb vor allem auf Untersuchungen bei sozial benachteiligten und sogenannten Risikokindern zurückgegriffen werden.

Zigler faßte 1979 (S. 506) die Ergebnisse zahlreicher Studien im Rahmen des großangelegten amerikanischen Head Start Programms folgendermaßen zusammen: "Was wir aus den Ergebnissen gelernt haben, ist das, was wir zu Beginn schon hätten voraussagen können – nämlich daß intellektuelle Verbesserungen, die man am Ende eines Sommers oder eines Jahres in einem kompensatorischen Programm beobachten kann, oft verschwinden, wenn nach Abschluß des Programms nichts mehr für das Kind getan wird. Jedoch haben einige ausgezeichnete oder auch nur leidlich gute Programme dauerhaftere IQ- und Schulleistungs-Verbesserungen berichtet, deren Größe im wesentlichen von zwei Faktoren bestimmt wurde: Erstens ob die Eltern das Förderprogramm durch eigene Bemühungen auf den häuslichen Bereich ausdehnen konnten, und zweitens ob auf das vorschulische Programm weitere spezielle Erziehungsbemühungen folgten, wenn das Kind das Grundschulalter erreicht hatte." Auch White u. Casto (1985) konnten in einer Metaanalyse von 316 Berichten über 162 Interventionsstudien feststellen, daß im Durchschnitt kurzfristige Gewinne zu verzeichnen waren.

Entsprechende Resultate fanden sich, wie Tabelle 1 zeigt, auch bei den weni-

Tabelle 1. Durchschnittsergebnisse aus Kontrollgruppenstudien zur Effektivität kognitiver Frühförderung. (Nach White u. Casto 1985)

	Sozial benachteiligte Kinder			Behinderte Kinder		
	DES	SF	ADE	DES	SF	ADE
alle Studien	.42	.02	751	.56	.06	143
nur methodisch gute Studien	.41	.03	188	.39	.13	23
nur methodisch gute Studien mit Ergebnismessungen innerhalb 1 Monats nach Abschluß der Förderung	.51	.04	121	.43	.15	20

DES - Durchschnittliche Effektstärke

SF - Standardfehler

ADE - Anzahl der Effektstärken

gen gut kontrollierten Studien mit behinderten Kindern. Je größer der zeitliche Abstand zwischen Programm und Nachuntersuchung, desto geringer waren bei benachteiligten Kindern die Effekte. Für behinderte Kinder fanden sich kaum entsprechende Angaben. Eine andere quantitative Literaturauswertung aus demselben Jahr (Ottenbacher u. Petersen 1985) konnte ebenfalls im Durchschnitt positive kurzfristige Effekte einer Frühförderung behinderter Kinder feststellen. Zu der Frage, welche Art der Förderung für welche Kinder besonders geeignet ist, sind weitere Forschungsarbeiten erforderlich.

Hinsichtlich der "Indikation" spezieller kognitiver Förderung scheinen folgende Aspekte bedenkenswert:
1) Für das Zustandekommen geistiger Leistungen sind neben genetischer Ausstattung und bisherigen Lerngelegenheiten unter anderem motivationale Faktoren von Bedeutung. Die entwicklungspsychologische Forschung der letzten Jahrzehnte hat die Rolle der sogenannten intrinsischen Motivation für die kognitive Entwicklung hervorgehoben (z.B. Hunt 1961) und gezeigt, daß das Eingehen auf kindliche Äußerungen in diesem Zusammenhang besonders wichtig ist (z.B. Beller 1982). Ein Förderprogramm muß also an den jeweiligen Verhaltensweisen eines Kindes an-

knüpfen (vgl. z.B. Taupitz 1985) und darauf zielen, die Freude am Erlernen neuer Fertigkeiten zu erhalten.

2) Weisen Kinder in den allerersten Lebensjahren Rückstände in Entwicklungstests auf, ohne daß andere Besonderheiten, die etwa auf ein bestimmtes Syndrom hindeuten, festzustellen sind, so kann wegen der erheblichen Schwankung von Testwerten in diesem Alter ehrlicherweise kaum behauptet werden, das Kind sei ohne eine bestimmte kognitive Förderung von Behinderung bedroht.

3) Sowohl sozial benachteiligte Familien als auch solche mit behinderten Kindern leben, wie dies zum Beispiel Parette u. Hourcade (1985) für Familien mit zerebralparetischen Kindern näher ausgeführt haben, unter besonderem Streß. Das Förderprogramm darf nicht noch einen zusätzlichen Stressor darstellen, sondern muß auf die Gesamtsituation der Familie abgestimmt sein. Dazu gehört auch, daß keine falschen Hoffnungen geweckt werden (vgl. Graves 1978).

Zusammenfassend läßt sich festhalten: Die Hoffnung auf einen Impfeffekt hat sich nicht bestätigt: Eine frühe Förderung kann offenbar nicht vor späteren Entwicklungsrückständen schützen. Allerdings sind besonders geförderte Kinder nichtgeförderten unmittelbar nach Abschluß eines Programms überlegen, so daß die Förderung durchaus positive Wirkungen zeigt. Inwieweit hier von einem Erfolg oder einem Mißerfolg gesprochen wird, dürfte das alte Problem der Perspektive sein: Während Itard nach jahrelangen intensiven pädagogischen Bemühungen um den Wolfsjungen von Aveyron entmutigt aufgab, weil dieser nie ein normales Entwicklungsniveau erreichen würde, war sein Schüler Seguin, der aus politischen Gründen Frankreich verlassen mußte und in Amerika dann zu einem der Begründer der Sonderpädagogik wurde, vor allem von den bei langfristigen Anstrengungen erreichbaren Fortschritten beeindruckt.

Literatur

Beller EK (1982) Die Förderung frühkindlicher Entwicklung im Alter von 0-3 Jahren. In: Oerter R, Montada L (Hrsg) Entwicklungspsychologie - Ein Lehrbuch. Urban & Schwarzenberg, München, S 704-728

Birchard ML, Crowl TK (1975) Attention in performance of a complex skill by retarded children. Percept Mot Skills 41: 860-862

Bloom BS (1971) Stabilität und Veränderung menschlicher Merkmale. (Am. Original 1964, Stability and change in human characteristics). Beltz, Weinheim (Orig.: Wiley, New York)

Cattell P (1960) The measurement of intelligence, 2nd edn. The Psychological Corporation, New York

Coisman FG (1972) Perceptual training of kindergarten pupils as preparation for first-grade reading. Phil. Dissertation, University of Rochester, Rochester, N.Y.

Cratty BJ (1970) Perceptual and motor development in infants and children. Macmillan, London

Cruickshank W (1963) Psychology of exceptional children. Prentice-Hall, New Jersey

Davis RG (1973) The effect of perceptually oriented physical education on perceptual motor ability and academic ability of kindergarten and first-grade children. Phil. Dissertation, University of Maryland

Delacato CH (1959) Treatment and prevention of reading problems. Thomas, Springfield, Ill.

Delacato CH (1963) The diagnosis and treatment of speech and reading problems. Thomas, Springfield, Ill.

Delacato CH (1966) Neurological organization and reading. Thomas, Springfield, Ill.

Falik LH (1969) The effects of special perceptual-motor training in kindergarten on reading readiness and on second reading grade performance. J Learn Disabil 2: 395-402

Fisher MD, Turner RV (1972) The effects of a perceptual-motor training program upon the academic readiness of culturally disadvantaged kindergarten children. J Negro Educat 41: 142-150.

Frostig M (1961) Developmental Test of Visual Perception, 3rd edn. Marianne Frostig School for Educational Therapy, Los Angeles

Frostig M, Horne D (1964) The Frostig program for the development of visual perception. Follett, Chicago

Frostig M, Horne D, Miller A-M (1977) Wahrnehmungstraining, 2. Aufl. Crüwell, Dortmund

Gabbard C (1978) Visual-motor training and performance on a fine motor task by kindergarten children. Percept Mot Skills 47: 950

Gamsky NR, Lloyd FW (1971) A longitudinal study of visual perceptual training and reading achievement. J Educat Res 64: 451-454

Getman GN (1952) How to develop your child's intelligence. A research publication. Getman, Luverne, Minnesota

Getman GN (1963) The physiology of readiness experiment. PASS, Minneapolis

Gibson D, Fields DL (1984) Early infant stimulation programs for children with Down sydrome: A review of effectiveness. Adv Dev Behav Pediatr 5: 331-371

Goodman L (1973) The efficacy of visual-motor training for orthopedically handicapped children. Rehabil Literat 34: 299-304

Graves P (1978) Early intervention: A personal view. Austr J Ment Retard 5: 85-87

Greenberg MT (1983) Family stress and child competence: The effects of early intervention for families with deaf infants. Am Ann Deaf 128: 407-417

Greenberg MT, Calderon R (1984) Early intervention: outcomes and issues! Top Early Child Spec Educat 3: 1-9

Hammill DD (1982) Assessing and training perceptual-motor skills. In: Hammill DD, Bartel NR (eds) Teaching children with learning and behavior problems, 3rd edn. Allyn & Bacon, Boston

Hammill D, Wiederholt JL (1973) Review of the Frostig visual perception test and the relates training program. In: Mann L, Sabatino DS (eds) The first review of special education, Vol. 1. JSE Press, Philadelphia, pp 33-48

Hammill DD, Goodman L, Wiederholt JL (1974) Visual-motor processes: Can we train them? Reading Teacher 27: 469-478

Hughes J, Landry R, Brekke B, Burke J (1979) Effect of a group perceptual-motor training program on kindergarten children. Percept Mot Skills 49: 128-130

Hunt J McV (1961) Intelligence and experience. Ronald, New York

Jung R, Schürmann I (1980) Die Auswirkungen einer kombinierten Übungsbehandlung auf visuomotorische und kognitive Entwicklung bei Vorklassenkindern. Psychol Erzieh Unterricht 27: 37-41

Kavale K, Mattson PD (1983) "One jumped of the balance beam": Meta-analysis of perceptual-motor training. J Learn Disabil 16: 165-173

Keim RP (1970) Visual-motor training readiness and intelligence of kindergarten children. J Learn Disabil 3: 256-259

Kephart NC (1960) The slow learner in the classroom. Merrill, Columbus, Ohio

Kephart NC (1964) Perceptual-motor aspects of learning disabilities. Except Child 31: 201-206

Lewy R, Williams JD, Brekke B, Harlow SD, Burke J, Peterson W (1975) The effect of a visual motor program and two other experimental programs on reading readiness. Catalog Select Docum Psychol 5: 340

Lockowandt O (1974) Frostigs Entwicklungstest der visuellen Wahrnehmung (FEW). Beltz, Weinheim

Maisto AA, German ML (1979) Variables related to progress in a parent infant training program for high-risk infants. J Pediatr Psychol 4: 409-419

Mann L (1970) Perceptual training: misdirections and redirections. Am J Orthopsychiatry 40: 30-38

Mann L (1971) Perceptual training revisited: The training of nothing at all. Rehabil Literat 32: 322-327

McCormick CC, Schnobrich JN (1971) Pereeptual-motor training and improvement in concentration in a Montessori preschool. Percept Mot Skills 32: 71-77

Newmeister GH (1977) Effects of a visually directed sensory-motor training program on depth perception of children. Res Quart 48: 129-133

Ottenbacher K, Petersen P (1985) The efficacy of early intervention programs for children with organic impairment: a quantitative review. Evaluation Program Planning 8: 135-146

Parette HP, Hourcade JJ (1985) Parental participation in early therapeutic intervention programs for young children with cerebral palsy: An unresolved dilemma. Rehabil Literat 46: 2-7

Patrinakou ED (1970) A study of the effect of motor perceptual training on cognitive abilities in slow learning children with implications for educational planning. Phil. Dissertation, The Catholic University of America, Washington D.C.

Rice JA (1972) Feasibility of perceptual-motor training for Headstart children: An empirical test. Percept Mot Skills 34: 909-910

Rosner J (1974) Visual analysis training with preschool children. J Am Optometr Assoc 45: 584-591

Schaney Z, Brekke B, Landry R, Burke J (1976) Effects of a perceptual-motor training program on kindergarten children. Percept Mot Skills 43: 428-430

Shinder L (1971) The effects of the Frostig developmental program of visual perception on reading readiness and reading achievement. Ed. Dissertation, State University of New York at Albany

Slater BR (1973) Achievement in grade 3 by children who participated in perceptual training during kindergarten. Percept Mot Skills 36: 763-766

Taupitz B (1985) Kritische Betrachtung ausgewählter Frühförderungsprogramme. Geistige Behinderung 24: 200-209

Thomas JR, Chissom BS, Stewart C, Shelley F (1975) Effects of perceptual-motor training on preschool children: a multi-variate approach. Res Quart 46: 505-513

Walsh JF, D'Angelo R (1971) Effectivness of the Frostig program for visual perceptual training with head start children. Percept Mot Skills 32: 944-946

Weiß R (1983) Auswirkungen eines visuellen Wahrnehmungstrainings im Vorschulbereich auf die Entwicklung der Wahrnehmung und der Intelligenz. Eine Studie zur Theorie der kognitiven Entwicklung nach Jean Piaget. Phil. Dissertation, Universität Innsbruck

White K, Casto G (1985) An integrative review of early intervention efficacy studies with at-risk children: implications for the handicapped. Analysis Intervent Dev Abilities 5: 7-31

Zigler E (1979) Project head start: Success or failure? In: Zigler E, Valentine J (eds) Project head start: A legacy of the war on poverty. The Free Press, New York, pp 495-507

Teilleistungsstörungen

Dieter Karch

1 Einleitung

Nach einer epidemisch aufgetretenen, virusbedingten Enzephalitis beobachteten amerikanische Neurologen in den 20er Jahren die folgenden Störungen: motorische Unruhe, Aggressivität mit z.T. dissozialem Verhalten und Wahrnehmungsstörungen, klinisch-neurologisch fanden sich leicht abnorme Befunde ebenso auch bei EEG-Ableitungen. In den folgenden Jahren wurden ähnliche Symptome dann auch bei Kindern gefunden, die ein Schädel-Hirn-Trauma erlitten hatten. Schließlich wiesen Knobloch et al. (1956) bei systematischen Nachuntersuchungen von Kindern mit perinatalen Komplikationen nach, daß es ein Kontinuum von leichten bis zu schweren zerebralen Schäden gibt. Der Begriff der minimalen Hirnschädigung ("minimal brain damage") wurde geprägt und als Arbeitshypothese für den wissenschaftlichen und praktischen Umgang mit leicht auffälligen Kindern jahrzehntelang genutzt (Literaturübersicht in Rie u. Rie 1980).

Bei immer detaillierteren Untersuchungen von Kindern mit unterschiedlichen Lernstörungen zeigte sich, daß bei vielen ähnliche Verhaltensstörungen und Befunde bestanden, wie bei den Kindern mit einer sog. minimalen Hirnschädigung, ohne daß sie in der frühen Kindheit oder in der Perinatalzeit erkrankt waren oder einen Sauerstoffmangel erlitten hatten. Die Kritik an dem Konzept einer alles erklärenden minimalen Hirnschädigung wurde auch durch sorgfältige Studien über die mögliche Ätiologie in größeren Patientenkollektiven unterstützt (z.B. Paine et al. 1968), und ein neuer Begriff wurde definiert: die minimale zerebrale Dysfunktion ("minimal brain dysfunction" oder "MCD"). Sie wird postuliert bei Kindern mit normaler, annähernd normaler oder überdurchschnittlicher Intelligenz, die milde bis schwere Lern- und Verhaltensstörungen, assoziiert mit Abweichungen der Funktion des zentralen Nervensystems aufweisen. Diese Abweichungen manifestieren sich in unterschiedlichen Kombinationen der Beeinträchtigung von Perzeption, Konzeptualisation, Sprache, Gedächtnis, Kontrolle der Intention, Impulsivität und der motorischen Funktionen (Clements 1966).

Nach Venn (zit. nach Wright et al. 1982) läßt sich die gesamte Symptomenkonstellation nach drei Hauptbereichen unterteilen: motorische Störungen, Verhaltensstörungen und Lernstörungen. Sie treten entweder isoliert oder in Kombination miteinander auf. Manche Kinder haben Symptome aus allen drei Hauptbereichen.

Für eine differenzierte Betrachtungsweise ist allerdings auch dieses Konzept zu global. Das Konzept der Teilleistungsstörungen erscheint der Problematik angemessener (Esser u. Schmidt 1986). Dabei kann man unter einer Teilleistungsstörung (nach Graichen 1979) eine Leistungsminderung einzelner Faktoren oder

Glieder innerhalb eines größeren funktionellen Systems, das zur Bewältigung einer bestimmten komplexen Aufgabe erforderlich ist, verstehen. Diese Definition läßt offen, ob Teilleistungsstörungen reifungs- oder entwicklungsbedingt sind, auf organisch endgültig fixierten Defekten beruhen oder durch psychosoziale Bedingungen verursacht sind.

2 Einteilung der Teilleistungsstörungen

Als typische Teilleistungsstörungen gelten die folgenden Diagnosen, die im multiaxialen Klassifikationssystem nach Rutter, Shaffer und Sturge beschrieben sind (Remschmidt u. Schmidt 1977): umschriebene Lese- und Rechtschreibeschwäche, umschriebener Rückstand in der Sprachentwicklung, umschriebener Rückstand in der motorischen Entwicklung. Diese Diagnosen beziehen sich auf den Erwerb der sog. Kulturtechniken (mit Ausnahme der motorischen Entwicklung). Die festgestellten Diagnosen sind aber nur die Spitze eines Eisberges (Weinberg 1982), da sie auf speziellen Defiziten der Wahrnehmung (visuell, auditiv, propriozeptiv) des Gedächtnisses (phonemische und nominale Erinnerung, sequentielles Gedächtnis) und anderen Teilleistungsstörungen beruhen.

Die Komplexität der Aufnahme-, Verarbeitungs-, Verständnis- und Wiedergabeprozesse ist so groß, daß wir bis heute nur nebulöse Vorstellungen davon besitzen. Die große Zahl bisher beschriebener Teilleistungsstörungen haben Remschmidt u. Schmidt (1981) nach verschiedenen Gesichtspunkten zu ordnen versucht: sensorische Orientierung, Gedächtnis, Informationsaufnahme, Integration und Ausdruck. Abgesehen davon, daß diese Zuordnung der bisher bekannten Störungen nur partiell gelingt, bleibt die Frage offen, ob die bisher dokumentierten Teilleistungsstörungen auch nur annähernd erklären können, wodurch die Verhaltens- und Lernstörungen bedingt sind. Theoretisch ist anzunehmen, daß es eine unvorstellbar große Zahl von Einzelschritten und Mosaiksteinen im gesamten Gefüge eines Lernprozesses und bei der Entwicklung der Persönlichkeit eines Kindes gibt, die gestört sein können. Solche Teilleistungsstörungen bestehen nicht nur bei normal oder annähernd normal begabten, sondern auch bei mental retardierten Kindern.

3 Ursachen von Teilleistungsstörungen

Prinzipiell sollte zwischen entwicklungs- und reifungsbedingten einerseits und auf organisch fixierten Defekten beruhenden Störungen andererseits unterschieden werden. Beide können konstitutionell oder genetisch verursacht oder erworben sein, wie in der Einleitung bereits angesprochen. Motorische Koordinationsstörungen, Hyperaktivität, Legasthenie und andere Teilleistungsstörungen sind nicht selten familiär gehäuft zu beobachten, wie zahlreiche Studien auch bei Zwillingsgeschwistern belegen. Erworben werden kann eine Störung auch im Rahmen von psychosozialen Belastungen. Mangelnde Anregung und psychische Deprivation oder geringes Selbstwertgefühl und Selbstunsicherheit spielen dabei eine wichtige Rolle. Andererseits begünstigen organisch bedingte Störungen die Entstehung von psychischen Störungen (Hadders-Algra et al. 1985). Die Verflechtung von organischen und psychosozialen Bedingungsfaktoren ist eine Grundgegebenheit, von der alle Autoren dieses Buches ausgehen.

Als Beispiel für die Diskussion über die möglichen Ursachen einer Teilleistungsstörung soll auf die Lese-Rechtschreibe-Schwäche verwiesen werden. Nach Ansicht vieler Pädagogen ist sie keine Störung im eigentlichen Sinn, da sie durch geeignete pädagogische Maßnahmen verhütet werden könne. Psychologen haben argumentiert, sie sei Ausdruck einer psychisch bedingten Lernhemmung. Dagegen haben Hirnforscher inzwischen Befunde vorgelegt, die Strukturdefekte des ZNS bei einzelnen Patienten nachweisen konnten. Allerdings erklären Einzelbeobachtungen von neuroanatomischen Veränderungen im Gehirn von Legastheniepatienten (Galaburda et al. 1985) noch nicht welche Funktionen im einzelnen gestört sind, wenn bestimmte zytoarchitektonische Anomalien bestehen, obwohl Abweichungen der kortikalen Strukturen wie z.B. Dysplasien, Ektopien und Störungen der laminären Anordnung von Nervenzellen nur in Hirnregionen zu sehen waren, die eine Schlüsselposition haben im Schreib- und Leselernprozeß.

Notwendig zum Erwerb der Kulturtechniken ist aber nicht nur das Zusammenwirken von bestimmten Hirnregionen und Funktionssystemen, sondern auch die Bereitschaft zu lernen und zu üben und schließlich auch das Verständnis dafür, warum Lesen und Schreiben sowie Rechnen gelernt werden sollen. Unter diesen Vorbehalten sollen einzelne Teilleistungsstörungen angesprochen werden, die uns täglich begegnen.

4 Spezielle Teilleistungsstörungen

Visuelle Wahrnehmungsstörung

Die visuelle Wahrnehmung wird im Vorschulalter durch den Bender-Gestalt-Test oder den Frostig-Entwicklungstest zur visuellen Wahrnehmung überprüft. Beiden Tests ist gemeinsam, daß sie mit Papier und Bleistift durchgeführt werden müssen. Vorgegebene Zeichnungen müssen zunächst visuell erfaßt werden, dann wird durch Liniennachfahren oder durch die eigene Zeichnung die Wahrnehmungsfähigkeit überprüft. Dabei werden zahlreiche Elemente der Wahrnehmung miterfaßt: visuelle Erfassung, kognitive Interpretation der Anweisungen, Nachdenken, Kurzzeitgedächtnis, Probieren, feinmotorische Fertigkeiten und emotionale Bereitschaft zur Mitarbeit.

Der Frostig-Test umfaßt 58 Items, die den folgenden Teilbereichen zugeordnet werden: Visuomotorik, Figur-Grund-Wahrnehmung, Wahrnehmungskonstanz, Raumlage und Erkennen räumlicher Beziehungen (siehe auch Beitrag von Rennen-Allhoff, S. 29). Marianne Frostig geht davon aus, daß die überprüften Fertigkeiten beim Lese- und Rechtschreibelernprozeß vorausgesetzt werden müssen. Sie empfiehlt spezielle Förderprogramme zur Verbesserung dieser Fertigkeiten, die schon im Vorschulalter eingesetzt werden sollen. Die Effizienz der Förderprogramme in dem erwünschten Sinne einer Vermeidung von speziellen Lernstörungen ist bisher aber wissenschaftlich noch nicht nachgewiesen worden (siehe Beitrag von Rennen-Allhoff, S. 69).

Allerdings hat Frau Frostig immer gefordert, daß vor einer speziellen Förderung eine ausführlichere Diagnostik erfolgen soll, die auch die motorischen Fertigkeiten berücksichtigt: Koordination, Kraft, Flexibilität, ausgleichende Bewegungen und Gleichgewicht. Bestehen solche motorischen Auffälligkeiten, sind sie in das Behandlungskonzept einzubeziehen (Frostig u. Müller 1981). Frau Frostig hat in ihrem eigenen Institut in den USA offensichtlich eine große Zahl von Kindern zum Teil jahrelang behandelt. Sie betont wie wichtig es sei, die Behandlung nicht zu früh zu beenden (bei schweren Störungen bis zu drei, in einzelnen Fällen auch bis zu 10 Jahren), um die erreichten Erfolge zu stabilisieren (Frostig u. Müller 1981). Nachprüfbare, wissenschaftlich abgesicherte Studien hat sie aber nicht vorgelegt. Erfahrene "Frostig-Therapeuten", wissen auch wie wichtig es ist, Kinder mit visuellen Wahrnehmungsstörungen und motorischen oder anderen Problemen in ihrer gesamten Persönlichkeit zu sehen und zu fördern, so daß es im Einzelfall sehr schwerfällt, die von ihnen gesehenen Fortschritte auf die spezielle Methodik allein zu zurückzuführen.

Außer den von Frostig propagierten Wahrnehmungstests werden international auch andere Verfahren angewendet. So prüften Vellutino et al. (1975, zit. nach Metzger u. Werner 1984) die Fertigkeit von Elementarschülern geometrische Figuren, Buchstaben und Worte zu reproduzieren und zu benennen, die 1 s lang gezeigt wurden. Lerngestörte und normal erfolgreiche Schüler bewältigten die Aufgaben gleichgut. Unterschiede fanden sie dagegen vor allem im sprachlichen Bereich. Metzger u. Werner (1984) stellten in einem Übersichtsartikel fest, daß es eigentlich keine Beweise gebe für signifikante ophthalmologische oder optometrische Störungen und visuell perzeptive Wahrnehmungsstörungen bei lesegestörten Kindern. Gegenüber den Erfolgsaussichten von speziellen Trainingsprogrammen zur Prophylaxe von Lesestörungen äußern sich die Autoren daher sehr skeptisch.

Auditive Wahrnehmungsstörungen

Die Wahrnehmung von akustischen Reizen, die dem Innenohr zugeleitet und im zentralen Nervensystem verarbeitet werden, ist ein ebenso umfassender Vorgang, wie der einer visuellen Wahrnehmung. Selektion, Analyse, Synthese, Speicherung und Integration sind erforderlich, um die Reize adäquat zu verarbeiten und zu beantworten. Dem Prozeß der auditiven Wahrnehmung ist das Gehör vorgeschaltet. Es gilt dieses komplexe System soweit wie möglich diagnostisch zu erfassen, wenn man sich über das Bestehen von auditiven Teilleistungsstörungen ein Bild verschaffen möchte. Esser et al. (1987) haben versucht die sehr umfangreichen diagnostischen Möglichkeiten zu skizzieren und zu bewerten.

Nach Ausschluß einer Leitungs- oder Innenohrschwerhörigkeit gilt es eine *zentrale Fehlhörigkeit* zu erkennen, bei der die Lautheitsempfindung gestört, das Reizantwortmuster der akustisch evozierten Spätpotentiale abnorm oder die Sprachdiskrimination in geräuscherfüllter Umgebung gestört sein können. Eine gestörte Lautheitsempfindung läßt sich durch einen Vergleich der Reaktion des Stapediusreflexes auf Töne und Schmalbandrauschen nachweisen, da bei einer zentralen Fehlhörigkeit die Reflexe auf Geräusche bei geringerer Lautstärke ansprechen als auf Töne (Esser 1976). Esser u. Schunicht (1982) konnten auch zeigen, daß sich Amplitude und Form der akustisch evozierten Spätpotentiale atypisch darstellen, wenn Funktionsstörungen der kortikalen Hörbahn vorliegen. Die gestörte Lautdiskrimination (Selektionsstörung im eigentlichen Sinn) läßt sich z.B.

bei der simultanen Darbietung eines Geräusches und eines Wortes (binaural) überprüfen. Bei diesem Binaural-Intelligibility-Level-Difference Test (BILD-Test,
Blauert 1974), wird gemessen, welche Unterschiede der Lautstärke zwischen Ge-
räusch und Wort notwendig sind, um das Wort richtig zu verstehen.

Esser et al. (1987) untersuchten bei einer Reihe von Kindern zwischen 6 und
15 Jahren die Zusammenhänge zwischen zentraler Fehlhörigkeit und auditiver
Wahrnehmungsstörung. Sie beobachteten bei Kindern mit einer zentralen Fehlhörigkeit fast immer auch eine auditive Wahrnehmungsstörung, dagegen nicht bei
allen Kindern mit einer auditiven Wahrnehmungsstörung auch eine zentrale
Fehlhörigkeit. In dieser Studie, ebenso wie in zahlreichen anderen Publikationen
über die auditive Wahrnehmungsstörung, mangelt es an validen Testverfahren zur
Erkennung einer solchen Wahrnehmungsstörung. Es werden verschiedene psychometrische Verfahren angewandt, die nur begrenzte Zuverlässigkeit und Validität
besitzen; Kritikpunkte, die bereits bei der Diagnostik der visuellen Wahrnehmung
und anderer Teilleistungsstörungen bzw. auch Entwicklungsstörungen zu beachten waren (siehe Beitrag über Entwicklungsdiagnostik von Rennen-Allhoff, S. 29).

Die Bedeutung einer auditiven Wahrnehmungsstörung für die Entstehung von
Sprachentwicklungsverzögerung, Sprachstörung, Schulschwierigkeiten (Konzentrationsstörung oder gar Leseschwächen) wird von allen Autoren hervorgehoben,
exakte Studien über die Häufigkeit und das Ausmaß liegen allerdings nicht vor.
Der Psycholinguistische Test (PET), Subteste des HAWIK: Zahlennachsprechen,
und andere psychometrische Verfahren sind bei vielen Studien angewandt worden,
wobei es manchmal so scheint, als ob jeder Autor eigene Vorstellungen über die
auditive Wahrnehmung besitzt, ohne daß ein klarer Zusammenhang zu bestehenden Sprach- oder Lesestörungen nachgewiesen werden kann (Lyon 1977).

Dennoch werden therapeutische Möglichkeiten zum Training der auditiven
Wahrnehmungsfähigkeit diskutiert (Esser et al. 1987). Lyon (1977) stellte in einer
Übersichtsarbeit fest, daß die bisher in den USA propagierten Trainingsprogramme keine Erfolge brachten, die einer wissenschaftlichen Kritik standhalten können.

Es wird aber vernünftig sein Kindern, die über eine Lärmempfindlichkeit kla-
gen, oder bei denen aus den psychometrischen Tests sich zumindest der Verdacht
auf auditive Wahrnehmungsstörung ergibt, zu helfen: Sitzplatzänderung in der
Klasse, spezielle Zuwendung des Lehrers, Reduktion des Geräuschpegels zumindest bei Hausaufgaben usw. Praktische Maßnahmen, die man nicht als Therapie
bezeichnen kann, die aber bei Kenntnis der bestehenden Problematik, sekundären
Lernstörungen vorbeugen können.

5 Sensorische Integration

Nach Jean Ayres (1979) versteht man unter sensorischer Integration den Prozeß
des Ordnens und Verarbeitens sinnlicher Eindrücke, so daß das Gehirn eine
brauchbare Körperreaktion und ebenso sinnvolle Wahrnehmungen, Gefühlsreak-
tionen und Gedanken erzeugen kann. Die sensorische Integration sortiert, ordnet
und vereint alle sinnlichen Eindrücke des Individuums zu einer vollständigen und
umfassenden Hirnfunktion. Besonders wichtig für diesen Prozeß ist die intakte

Funktion des Stammhirns, insbesondere des Gleichgewichtssystems. "Der Gleichgewichtssinn ist das alles vereinende Bezugssystem. Es formt die Grundbeziehungen, die ein Mensch zur Schwerkraft und zu seiner physischen Umwelt hat. Alle anderen Empfindungen werden unter Bezug auf diese grundlegenden vestibulären Informationen verarbeitet." Dabei agiert der Hirnstamm in der gleichen Weise, wie er es schon bei frühen Tieren tat, die wenig mehr Gehirn zur Verfügung hatten als Rückenmark und Stammhirn, sagt Jean Ayres.

Die sensorische Integration soll sich in verschiedenen Funktionsebenen entwickeln, die zum Zeitpunkt des Schuleintritts durchlaufen sein sollten. Störungen können auf jeder Ebene eintreten und die Entwicklung bzw. auch die Persönlichkeit des Kindes beeinträchtigen. Es werden dadurch spezielle Symptome ausgelöst, die genau analysiert werden müssen. Hierzu hat Jean Ayres eine breite Testbatterie entwickelt: Southern California Sensory Integration Tests (SCSTT), die Einzelteste zur Raumerfassung, Figur-Grund-Wahrnehmung, taktil-kinästhetische und perzeptuomotorische Funktionen beinhalten.

Die Teste entstanden aus den persönlichen Erfahrungen der Autorin und dienten zunächst nur der Diagnostik von evtl. behandelbaren Funktionsstörungen. Eine nachträgliche faktorenanalytische Auswertung der Teste führte zur Benennung von bestimmten Syndromen, welche die vorliegenden Auffälligkeiten erklären sollten (Dietel 1987). Es werden die folgenden Syndrome unterschieden: Störung der Stellungs- und Bilateralintegration, Entwicklungsapraxie, Störung der Form- und Raumwahrnehmung, taktile Abwehr, einseitige Nichtbeachtung, Hör- und Sprachstörungen.

Die Behandlung hat sich nach den Ergebnissen der Teste zu richten und muß auf der Ebene beginnen, die noch nicht ganz durchlaufen ist. Bei der Therapie gilt es vor allem Sinneseinwirkungen zu schaffen und richtig zu dosieren, insbesondere von seiten des Gleichgewichtssystems, der Tiefensensibilität und des Tastsinns. Das Kind soll Anpassungsreaktionen an diese Reize bilden, die zu einer Integration der erlebten Empfindungen in das Nervensystem führen. Es kommt dabei weniger auf das Training spezieller Fertigkeiten an, als auf die Förderung der zugrundeliegenden Integrationsfähigkeit. Das heißt: "Das Kind soll lernen sein Gehirn zu ordnen, so daß es besser arbeiten kann. Das versetzt es wesentlich besser in die Lage Lesen und Schreiben zu lernen und noch viele andere Dinge zu tun". Rollbrettfahren, Schaukeln, Klettern, Kriechen, Reiten und Trampolinspringen werden in gelockerter Atmosphäre angeboten und von den meisten Kindern auch dankbar aufgegriffen, um eigene Aktivitäten zu entfalten.

Die angeblichen Beweise für eine gestörte vestibuläre Funktion bei lerngestörten Kindern bzw. mit einer sensorischen Integrationsstörung sind nicht überzeugend. Ein spezieller Test: postrotatorischer Nystagmus Test (SCPNT, Ayres 1976) soll bei über 50% der lerngestörten Kinder abnorm ausfallen. Dabei werden die Kinder 10mal in 20 s um ihre eigene Achse gedreht und anschließend der postrotatorische Nystagmus beobachtet. Dieser Test ist aus neurophysiologischer Sicht zu kritisieren. Der rotatorisch ausgelöste Nystagmus kann nur bei geschlossenen Augen untersucht werden; ein visuell ausgelöster Nystagmus dagegen bei geöffneten Augen, wobei allerdings der Körper nicht gedreht wird, sondern den offenen Augen ein sich bewegendes Ziel angeboten wird. Polatajko (1985, 1987) hat lerngestörte Kinder mit beiden Testverfahren untersucht und im Vergleich zu normalen Schulkindern keine Unterschiede feststellen können. Was auch immer durch den SCPNT gemessen wird, es handelt sich sicher nicht um eine vestibuläre Störung im engeren Sinn.

Für die sensorische Integration ist neben der intakten vestibulären Funktion auch die adäquate Verarbeitung der propriozeptiv-*kinästhetischen* Empfindungen eine essentielle Voraussetzung. Man versteht darunter die Fähigkeit des Organismus, die Bewegungen in den verschiedenen Körperregionen, ihre Position zueinander und ihr Zusammenspiel zu registrieren und zu kontrollieren (Mc Closkey 1978). Die Afferenzen aus den Muskelspindeln, den Sehnen-, Gelenk- und Hautrezeptoren wurden im zentralen Nervensystem verarbeitet und der Bewegungsablauf mit Hilfe des Rückmeldesystems optimiert. Ob das System unbedingt erforderlich ist, um geschickte Bewegungen durchzuführen, ist allerdings noch immer umstritten. Auch hier sind die Untersuchungsverfahren nicht zuverlässig und valide genug, um die gestellten Fragen beantworten zu können (Übersicht siehe bei Elliot et al. 1988).

Therapieerfolge der Behandlung nach Jean Ayres haben sich bisher nur sehr bedingt zeigen lassen, insbesondere, wenn man die Schulerfolge berücksichtigt (Gaddes 1980, Ottenbacher 1982). Das stufenweise Vorgehen bei der Therapie, entsprechend den durchlaufenen Entwicklungsebenen, ähnelt sehr dem Vorgehen bei der Krankengymnastik auf neurophysiologischer Grundlage nach Vojta und unterliegt damit den gleichen kritischen Überlegungen, wie.sie von Michaelis et al. in ihrem Beitrag über die Grundlagen der krankengymnastischen Behandlung formuliert werden (s. S. 105).

6 Hyperaktivität/Aufmerksamkeitsstörung

Motorische Unruhe, Konzentrationsstörung, leichte Ablenkbarkeit, geringe Aufmerksamkeit, zusammen mit vermehrter Impulsivität und manchmal sogar aggressivem Verhalten, finden sich häufig bei Kindern mit unterschiedlichen Entwicklungstörungen oder Lernstörungen. Ob nun Teilleistungsstörungen wie z.B. eine verzögerte Sprachentwicklung oder motorische Ungeschicklichkeit als Folge dieser Symptome, oder ob diese als Folge einer Entwicklungsstörung auftreten, ist im Einzelfall oft nicht zu entscheiden. Im Multiaxialen Klassifikationssystem nach Rutter, Shaffer und Sturge (Remschmidt u. Schmidt 1977) wird die Diagnose hyperkinetisches Syndrom gestellt, wenn eine extreme Hyperaktivität besteht und zusätzlich eine kurze Aufmerksamkeitsspanne, erhöhte Ablenkbarkeit, vermehrte Impulsivität und ausgeprägte Stimmungsschwankungen. Dabei ist die Kombination des hyperkinetischen Syndroms mit Entwicklungsstörungen als eigene Diagnoseziffer ausgewiesen. Nach dem Diagnostical and Statistical Manual of Mental Disorders (DSM-III) wird die Aufmerksamkeitsstörung als Kernsymptom angesehen, die von einer nicht altersentsprechenden motorischen Unruhe und vermehrter Impulsivität begleitet wird.

Zur Beschreibung und Quantifizierung der Verhaltensstörungen werden Fragebögen verwendet, die von den Eltern und Erziehern beantwortet werden müssen. Der bekannteste ist der von Conners, von dem es auch eine gekürzte Form mit 10 Items gibt. Ab einer bestimmten Punktzahl wird ein abnormes Verhalten angenommen. Taylor (1986) hat bei einer systematischen Studie bei 3107 sechs bis sieben Jahre alten Kindern in England keinen sicheren Cut-off-Wert setzen können, bei dem eine normale in eine abnorm vermehrte Aktivität übergehen soll. Zumindest in diesem unausgelesenen Untersuchungsgut blieb die Frage offen, wer nun zu behandeln gewesen wäre. Außerdem hat dieser Fragebogen den Nachteil, vor allem nach der motorischen Unruhe zu fahnden und weniger nach der Aufmerksamkeitsstörung.

Die Ursache des hyperkinetischen Syndroms, bzw. der Aufmerksamkeitsstörung (attention deficit disorder), ist umstritten, wobei auch diskutiert wird, ob diese Symptomenkonstellation überhaupt als Krankheitseinheit angesehen werden soll. Motorische Unruhe, mangelnde Konzentrationsfähigkeit, leichte Ablenkbarkeit und Unaufmerksamkeit findet sich bei vielen Kleinkindern, bei denen es besonders schwerfällt zu entscheiden, ob die Aktivität zu groß, oder die Geduld der Familie zu gering ist. Psychosoziale Bedingungen, eine familiär genetische Belastung und leichte, organisch fixierte Defekten des zentralen Nervensystems sind sicher die häufigsten Ursachen. Aber auch im Rahmen von somatischen Erkrankungen oder in Verbindung mit anderen Verhaltensstörungen oder psychosomatischen Erkrankungen ist die Symptomatik zu beobachten. Insofern ist auch die Meinung verständlich, es handele sich bei dem hyperkinetischen Syndrom lediglich um die gemeinsame psychische Reaktionsweise auf sehr unterschiedliche Belastungen.

Die Behandlung muß sich nach der Ursache und dem Ausmaß der Problematik richten, wobei die sekundären Verhaltensstörungen oft schwerwiegender sind, als die Symptomatik selbst. Langfristig besonders gefährdet sind die Kinder, bei denen auch aggressive Verhaltensweisen bestehen (Weiss u. Hechtman 1986). Auf die zahlreichen und sehr divergierenden Behandlungsvorschläge kann in diesem Zusammenhang nicht eingegangen werden, es würde auch weit über den Rahmen dieser Übersicht über spezielle Teilleistungsstörungen hinausgehen. Einige grundsätzliche Anmerkungen seien angeführt: Eine exakte Anamnese der Lebens- und Familiengeschichte, eine Analyse der aktuellen Situation, einschließlich der Abschätzung des Ausmaßes der Störungen und der Persönlichkeit des Kindes sowie Beurteilung der Einstellung aller Bezugspersonen zu den Verhaltensauffälligkeiten, sind unabdingbare Voraussetzungen für die Planung der Therapie. Bestehen Entwicklungsstörungen, so darf man nicht voraussetzen, daß diese durch die Aufmerksamkeitsstörungen bedingt seien, sie müssen immer detailliert abgeklärt werden. Langfristig angelegte tiefenpsychologisch orientierte Behandlungsweisen sind nur bei einer primären emotionalen oder neurotischen Störung zu empfehlen. Werden die Bezugspersonen aufgeklärt über die Problematik, führt dies zu einem besseren Verständnis und damit auch oft zur Entspannung der Situation. Multidisziplinäre Behandlungsansätze sind oft erforderlich (Eisert u. Eisert 1982), die im Vorschulalter noch schwieriger anzuwenden (z.B. Konzentrationstraining nach Wagner) oder noch weniger erfolgversprechend sind (z.B. Stimulanzientherapie), als bei älteren Kindern (Überblick siehe Steinhausen 1982).

7 Diskussion und Zusammenfassung

Teilleistungsstörungen sind ungenau definiert, ätiologisch und pathogenetisch heterogen und lassen sich diagnostisch nur bedingt erfassen. Ein Teil der Störungen ist reifungs- bzw. entwicklungsbedingt. Fähigkeiten des Kindes und Erwartungen des Elternhauses, der Erzieher und der Umwelt stehen im Widerspruch zueinander. Erwartungen, die sich aus dem Lebensalter ergeben, entsprechen nicht dem tatsächlichen Entwicklungsalter (Abb 1). Sekundäre psychische Störungen entstehen rasch und sind oft schwerwiegender, als die zugrundeliegende Teilleistungsstörung. Dies gilt im gleichen Maß auch für die im nächsten Kapitel zu besprechenden motorischen Koordinationsstörungen. Das diagnostische Instrumentarium ist gekennzeichnet von relativ geringer Verläßlichkeit. Das heißt, es gelingt in der Regel nicht, spezielle Teilleistungsstörungen selektiv zu überprüfen. Alle Untersuchungsverfahren überprüfen im Grunde sehr komplexe Vorgänge: z.B. visuelle oder auditive Erfassung, kognitive Fähigkeiten, einschließlich Gedächtnisleistungen, Fertigkeiten der "Wiedergabe", und verlangen die Bereitschaft zur Mitarbeit. Auch die Normierung der Teste läßt zu wünschen übrig. Die prognostische Aussagekraft hinsichtlich späterer Schulleistungen ist statistisch nicht zu belegen. Damit sind die diagnostischen Verfahren nicht genügend sensitiv und spezifisch, um als exakte Früherkennungsmethoden für die späteren Schulerfolge zu dienen.

Die Therapieerfolge im Blick auf die Vermeidung von Schulschwierigkeiten bzw. Lernstörungen wie z.B. Lese-Rechtschreibe-Schwäche sind bisher nur lückenhaft nachgewiesen worden. Insbesondere muß bezweifelt werden, ob die fixierten, organisch bedingten Störungen (s.o.), welche z.T. als Ursache in Frage kommen letzten Endes "geheilt" werden können. Es gibt viele Hinweise, daß sich die eingeübten Fertigkeiten nicht auf die Bewältigung neuer Aufgaben übertragen lassen. Diese kritische Darstellung der diagnostischen und therapeutischen Möglichkeiten soll aber nicht dazu führen, daß alle Behandlungsmaßnahmen unterlassen werden sollen. Zunächst erscheint es wichtig für Eltern, Erzieher und die Bezugspersonen von den Schwierigkeiten ihres Kindes zu wissen und die so häufig gestellte Frage "Will mein Kind nicht oder kann es nicht?" in adäquater Weise beantworten zu können. Was ein Kind nicht kann, will es auch häufig nicht tun!

Man darf davon ausgehen, daß ein Trainig spezieller Fertigkeiten zu Erfolgen führt, die sich auch nachweisen lassen. Sie erreichen häufig, daß ein Kind bei Schulbeginn bestimmte Grundfertigkeiten besitzt (Führung des Bleistiftes, gezieltes Bearbeiten gestellter Aufgaben, Wahrnehmung und Wiedergabe einfacher Strukturen auf dem Papier oder im Spiel usw.). Die Techniken der Beschäftigungs- oder Ergotherapie und Heilpädagogik sind gut geeignete Instrumente, die gezielt und phantasievoll zugleich angeboten werden können. Dabei gelingt es erfahrenen Therapeuten die Aufgabenstellungen so zu wählen, daß sie weder eine Unter- noch eine Überforderung für das Kind bedeuten und der Wunsch und die Motivation zum Spielen und Lernen in dem Kind geweckt wird.

Die Behandlung darf sich nicht auf die "testmäßig" festgestellten Teilschwächen beschränken, sondern sie muß die gesamte Persönlichkeit des Kindes mitberücksichtigen. Wie wichtig dabei das gesamte ökonomische und psychosoziale Umfeld des Kindes ist, wird im Beitrag von Schlack über psychosoziale Einflüsse auf die Entwicklung eingehend erörtert (s. S. 41). Eine Kompensation bzw. Besserung spezieller Schwächen vermeidet eine zu große Frustration und damit auch die Entwicklung eines schlechten Selbstwertgefühls schon zu Beginn der Schullaufbahn (siehe auch den folgenden Beitrag zur psychomotorischen Therapie). Ob eine Therapie erfolgen muß, ist immer individuell und mit Augenmaß zu entscheiden.

LEBENSALTER   ENTWICKLUNGSALTER

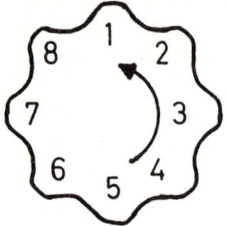 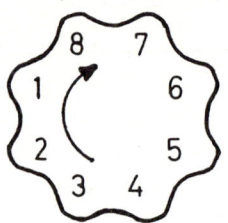

ERWARTUNGEN   LEISTUNGEN

Abb. 1. Mißverhältnis zwischen Erwartungen und Leistungen bei Kindern mit Teilleistungsstörungen bei der Einschulung

Literatur

Ayres AJ (1976) Southern California Postrotatory Nystagmus Test (SCPNT). Western Psychological Services, Los Angeles

Ayres AJ (1979) Lernstörungen. Sensorisch-integrative Dysfunktionen. Springer, Berlin Heidelberg New York

Blauert J (1974) Räumliches Hören. Hirzel, Stuttgart

Clements SD (1966) Minimal brain dysfunction in children - terminology and identification. Publ Health Serv Public No 1415. US Department of Health, Education and Welfare, Washington

Dietel B (1987) Sensorische Integration nach Jean Ayres. Kinderarzt 18:1360-1370

Diagnostisches und Statistisches Manual Psychischer Störungen DSM III (1984) Beltz, Weinheim

Eisert H-G, Eisert M (1982) Verhaltenstherapeutische und pädagogische Ansätze beim hyperkinetischen Syndrom. In: Steinhausen H-C (Hrsg) Das konzentrationsgestörte und hyperkinetische Kind. Kohlhammer, Stuttgart

Elliot JM, Conolly KJ, Doyle AJR (1988) Development of kinaesthetic sensivity and motor performance in children. Dev Med Child Neurol 30:80-92

Esser G (1976) Differenzierung von Schallempfindungsstörungen durch vergleichende Stapedius-Reflex-Audiometrie. Habilitationsschrift, Düsseldorf

Esser G, Schunicht R (1982) Atypical era long latency potentials in children with hearing disorders. In: Rothenberger A (ed) Event-Related Potentials in Children. Elsevier, Amsterdam

Esser G, Anderski C, Birken A, Breuer E, Cramer B, Eisermann E, Kulenkampff H, Schroer M, Schunicht R, Toro La Roche M (1987) Auditive Wahrnehmungsstörungen und Fehlhörigkeit bei Kindern im Schulalter. Sprache Stimme Gehör 11:10-16

Esser G, Schmidt M (1986) Epidemiologie und Verlauf kinderpsychiatrischer Störungen im Längsschnitt von acht bis dreizehn Jahren. In: Schmidt M, Drömann S (Hrsg) Langzeitverlauf kinder- und jugendpsychiatrischer Erkrankungen. Enke, Stuttgart

Frostig M, Müller H (1981) Teilleistungsstörungen. Ihre Erkennung und Behandlung bei Kindern. Urban & Schwarzenberg, München

Gaddes WH (1980) Learning disabilities and brain functions. Springer, Berlin Heidelberg New York

Galaburda AM, Sherman GF, Rosen GD, Aboitz F, Geschwind N (1985) Developmental Dyslexia: Four consecutive patients with cortical anomalies. Ann Neurol 18:22-233

Graichen J (1979) Zum Begriff der Teilleistungsstörungen. In: Lempp R (Hrsg) Teilleistungsstörungen im Kindesalter. Huber, Bern

Hadders-Algra M, Touwen BCL, Olinga AA, Huisjes HJ (1985) Minor neurological dysfunction and behavioural development. A report from the Groningen Perinatal Project. Early Hum Dev 11:221-229

Knobloch HR, Rider P, Harper P, Pasamanick B (1956) The neuropsychiatric sequelae of prematurity: A longitudinal study. JAMA 161:581-585

Lyon R (1977) Auditory-perceptual training: The state of art. J Learn Dis 10:35-43

Metzger RL, Werner DB (1984) Use of visual training for reading disabilities: A review. Pediatrics 73:824-829

McCloskey DI (1978) Kinesthetic sensibility. Physiol Rev 58:763-820

Ottenbacher K (1982) Sensory integration therapy: affect or effect? Am J Occup Ther 36:571

Paine RS, Werry JS, Quay HC (1968) A study of "minimal cerebral dysfunction". Dev Med Child Neurol 10:505-520

Polatajko HJ (1985) A critical look at vestibular-dysfunction in learning-disabled children. Dev Med Child Neurol 27:283-293

Polatajko HJ (1987) Visual-ocular control of normal and learning disabled children. Dev Med Child Neurol 29:477-485

Remschmidt H, Schmidt M (Hrsg) (1977) Multiaxiales Klassifikationssystem psychiatrischer Erkrankungen im Kindes-und Jugendalter nach Rutter, Schaffer und Sturge. Huber, Bern

Remschmidt H, Schmidt M (Hrsg) (1981) Neuropsychologie des Kindesalters. Enke, Stuttgart

Rie HE, Rie ED (1980) Handbook of Minimal Brain Dysfunctions. A Critical Review. Wiley & Sons, New York Chichester

Steinhausen H-C (1982) Das konzentrationsgestörte und hyperaktive Kind. Kohlhammer, Stuttgart

Taylor EA (1986) Overactivity, hyperactivity and hyperkinesis problems and prevalence. In: Taylor EA (ed) The Overactive Child. Clin Dev Med Vol 97. Blackwell, Oxford

Vellutino FR (1979) Dyslexia: theory and research. MIT Press, Cambridge MA

Wagner I (1982) Konzentrationstraining bei impulsiven und "trödelnden Kindern". In: Steinhausen H-C (Hrsg) Das konzentrationsgestörte und hyperkinetische Kind. Kohlhammer, Stuttgart

Weiss G, Hechtman T (1986) Hyperactive Children Grown up. Guilford, New York

Weinberg WA (1982) Delayed symbol language skills and their relationship to school performance: diagnosis and management. In: Swaiman KF, Wright FS (eds) The Practice of Pediatric Neurology. Mosby, St. Louis

Wright FS, Schain RJ, Weinberg WA, Rapin I (1982) Learning disabilities and associated conditions. In: Swaiman KF, Wright FS (eds) The Practice of Pediatric Neurology. Mosby, St. Louis

Psychomotorische Therapie

Dieter Karch, Michael Schellenschmitt, Ria Feike

1 Einleitung

Schon lange ist bekannt, daß Kinder mit Lernstörungen oder Teilleistungsstörungen häufig auch motorisch ungeschickt sind. Zusammenfassend wurde dies bereits von Orton 1937 dargestellt. Er unterschied dabei zwischen "Entwicklungsdyspraxie" und "echten" zerebralen Bewegungsstörungen, die eindeutige Zeichen einer pyramidalen, extrapyramidalen oder zerebellären Symptomatik aufweisen. Wie im vorhergehenden Beitrag bereits besprochen, fanden sich bei detaillierten Untersuchungen lerngestörter Kinder häufig Symptome leichter neurologischer Störungen ("soft signs"), so daß alle Lernstörungen letztlich als Ausdruck einer minimalen zerebralen Dysfunktion angesehen wurden. Daß dies eine ungerechtfertigte Vereinfachung bedeutet, wurde bereits dargestellt. Dennoch sind die Beziehungen zwischen grob- und feinmotorischen Koordinations- oder Entwicklungsstörungen und Lernstörungen, insbesondere auch Aufmerksamkeitsstörungen, immer zu berücksichtigen (Illingsworth 1963; Gubbay 1975; Johnston et al. 1981; Gillberg et al. 1982; Gillberg et al. 1983; Denckla et al. 1978, 1985; Pothmann et al. 1985; Ehrhardt et al. 1987 u.a.). Die angegebenen Prävalenzraten im Vorschulalter schwanken noch mehr als bei Schulkindern: 2,1% (Köhler 1973, 1979), 8,1% (Nichols u. Chen 1981), 1,8% (Drillien u. Drummond 1983) und 11% (Schirm et al. 1986). Die unterschiedlichen Angaben sprechen für große diagnostische und definitorische Schwierigkeiten.

2 Definition und Ätiologie der motorischen Koordinationsstörung

In der englischsprachigen Literatur wird gerne von dem ungeschickten Kind (clumsy child) gesprochen oder von Entwicklungsdyspraxie (developmental dyspraxia), im deutschen Sprachraum von motorischer Entwicklungsstörung oder motorischer Koordinationsstörung. Immer wieder wird versucht die Störung der fein- und grobmotorischen Entwicklung Funktionsstörungen oder strukturellen Defekten bestimmter Hirnbereiche zuzuordnen. Bei dem geringen Wissensstand, den wir über die Kontrolle der motorischen Funktionen und speziell ihrer Entwicklung besitzen, kann dies nur sehr oberflächlich und vorläufig geschehen.

Auch ist es sehr problematisch aus der bestehenden Symptomatik ätiologische oder pathogenetische Schlüsse zu ziehen, d.h. zu entscheiden, ob es sich um eine entwicklungsbedingte oder eine endgültig festgelegte Störung handelt. Davon ausgenommen sind typische pathologische Bewegungsmuster bei neuromuskulären

Erkrankungen oder bei manifesten zerebralen Bewegungssstörungen (z.B. infantile Zerebralparesen), Krankheitsbilder, von denen dieser Beitrag nicht handelt. Im Erwachsenenalter kann man bei recht klar umrissenen Schädigungen des ZNS z.B. Apraxien diagnostizieren. Dabei wird die Apraxie als Unfähigkeit definiert, bestimmte Handlungen auszuführen, obwohl weder sensorische noch paretische, ataktische oder dyskinetische Störungen bestehen. Im Laufe der normalen motorischen Entwicklung bestehen ähnliche Symptome. Bleiben sie über ein bestimmtes Alter hinaus bestehen, spricht man von einer Entwicklungsdyspraxie (developmental dyspraxia).

Über den Ablauf der normalen Entwicklung, die Abfolge bestimmter Entwicklungsschritte oder Ebenen und die Leitlinien, an denen sie sich orientiert, gibt es unterschiedliche Auffassungen, die in den vorhergehenden Beiträgen bereits diskutiert worden sind. Erinnert werden soll an die Konzepte von Frostig, Ayres oder Vojta, die betonen wie wichtig es ist, daß zunächst eine Ebene erreicht und beherrscht bzw. überwunden werden muß, bevor der nächste Schritt erfolgen soll. Differenzierter hat Njokiktjien (1988) die komplexe Entwicklung der motorischen Koordination beschrieben. Er geht von mehreren Elementen der motorischen Entwicklung aus, die jeweils gestört sein können und damit spezielle Symptome bedingen. Er unterscheidet: basale motorische Funktionen, die eine flüssige und zielgerichtete Motorik ermöglichen und die normale Perzeption voraussetzen; Handpräferenz; ungehinderte Bewegungsfähigkeit beider Arme und Hände im Raum, auch über die Mittellinie hinaus und unter visueller Kontrolle; Koordination bimanueller Tätigkeit (eine Hand weiß immer was die andere tut); Wahrnehmung des ganzen Körpers; Fähigkeit einfache Handlungsabläufe auch nach sprachlicher Aufforderung auszuführen; Fähigkeit konstruktiv und im räumlichen System zu arbeiten.

Die beiden letztgenannten Elemente sind verantwortlich für besondere Formen einer Dyspraxie, die im folgenden beschrieben werden sollen: Die ideomotorische Dyspraxie, bei der einfache Handlungsabläufe wie z.B. Haare kämmen, Zähneputzen, mit dem Löffel essen nicht oder nur ungeschickt ausgeführt werden können. Hier scheint eine Beziehung zur sprachlichen und vorsprachlichen Entwicklung zu bestehen, da häufig auch eine Dysphasie gleichzeitig besteht, und die Handlungen auf sprachliche Anforderung nicht, dagegen bei Imitation oder unter Verwendung der entsprechenden Objekte automatisch durchgeführt werden können. Die ideatorische Dyspraxie, bei der komplexe Handlungsabläufe zwar durchgeführt werden können, aber nicht die Elemente einzeln. Die konstruktive Apraxie, bei der komplexere Handlungsabläufe, die normalerweise unter visueller Kontrolle stehen, wie z.B. Kleidung an- und ausziehen, Malen und Basteln, nicht gelingen, obwohl keinerlei Bewegungsstörunge oder sensorische Defekte vorliegen. Schließlich auch eine bukkofaziale Dyspraxie, die verantwortlich sein kann für das Fehlen der expressiven Sprachentwicklung. Ebenso wie dem entwicklungsbedingten Gerstmann-Syndrom (Fingeragnosie, Rechts-links-Diskriminationsschwäche, Schreib- und Rechenstörung, de Benito et al. 1988) eine spezielle neuroanatomische Schädigung zugrundeliegen soll (im dominanten Parietalhirn), glaubt Njokiktjien an spezifische Defekte im zentralen Nervensystem als Ursache der beschriebenen Störungen.

3 Bedeutung der motorischen Koordinationsstörung

Bereits mit 3-4 Jahren fallen die Kinder häufig durch ungeschickte Bewegungsabläufe im Kindergarten oder im Spiel mit Gleichaltrigen auf. Unsichere Balance,
ungeschickte Fingerfertigkeit, ungeschicktes Malen und Basteln behindern bei vielen gemeinsamen Spielen. Je nach Reaktion der Spielkameraden, der Eltern, der
Familie bzw. des gesamten Umfeldes, können sie verunsichert werden und gehemmt oder kontaktscheu, auch aggressiv reagieren oder auch zum "Kasper" werden. Bereits im Kindergarten, spätestens bei den zunehmenden Anforderungen in
der Schule entwickelt sich das Selbstwertgefühl der Kinder nur mangelhaft. Ver-
sagensängste und Frustration unterstützen die motorische Ungeschicklichkeit in
einem Regelkreis. Psychiatrische Erkrankungen bis hin zu depressiven Verstim-
mungszuständen können am Ende eines Leidensweges stehen. Dies um so mehr,
wenn außer den motorischen Koordinationsstörungen weitere Teilleistungsstörungen hinzutreten, wie eingangs schon erwähnt. Untersuchungen über die prognostische Bedeutung von motorischen Koordinationsstörungen im Vorschulalter bestätigen die geschilderten sekundären Störungen.

Carina Gillberg (1985) untersuchte 3500 sechsjährige Kinder in Göteborg, die
eine Vorschule besuchten. Bei 82 stellte sie die Diagnose einer sog. minimalen
zerebralen Dysfunktion auf der Grundlage der neurologischen Untersuchungsbe-
funde und der Ergebnisse von Verhaltensbeobachtungen. Der Verlauf bei 59
unauffälligen Kindern wurde mit dem der auffälligen verglichen, bei Nachuntersuchungen mit ca. 7 und 10 Jahren. Während sich noch im Alter von 7 Jahren
signifikante Unterschiede in der motorischen Geschicklichkeit (Diadochokinese,
Einbeinstand und- hüpfen, Handpäferenz u.a.) sowie bei der Aufmerksamkeit
zeigten, gab es im Alter von 10 Jahren nur noch geringe Unterschiede. 39% der
ursprünglichen "MCD-Kinder" waren unauffällig. Dennoch bestanden bei ihnen
Schulschwierigkeiten und Verhaltensauffälligkeiten. Keines der Kinder war behandelt worden, so daß es sich um einen "natürlichen" Verlauf handelt, wobei
sogar 25% der Kinder mit einer "schweren" Form der "MCD" neurologisch unauffällig waren.

Die Studie beweist zweierlei: normalerweise bessert sich die motorische Ungeschicklichkeit im Laufe der ersten Schuljahre, wobei auch bei schwereren Fällen
eine völlige Normalisierung eintreten kann. Mit der gebesserten Geschicklichkeit
alleine ist es aber offensichtlich nicht getan. Entweder haben inzwischen die schon
beschriebenen sekundären Verhaltensstörungen ein "Eigenleben" begonnen oder
es bestanden doch bei vielen Kindern neben den motorischen und neurologischen
Störungen auch andere Teilleistungsstörungen, die für die Schulprobleme verantwortlich waren. Frau Gillberg glaubt, daß in ihrem Kollektiv vor allem die Folgen
eines gestörten Selbstwertgefühls für die Verhaltens- und Schulschwierigkeiten
verantwortlich waren.

Ähnliche Ergebnisse brachte die Studie von Bax u. Whitmore (1987). Sie untersuchten 352 fünfjährige Schulanfänger an den Primärschulen von Nordpadding-
ten. Die Untersuchungen umfaßten ein Erzieher- und Elterninterview, die sozialen Hintergründe, Verhaltensbeobachtungen, somatische und spezielle neurologische Befunde. Neurologische, sprachliche, visuomotorische und motorische Befunde wurden zu einem Neurodevelopmental Score zusammengefaßt (NDS). Im
Alter von 10 Jahren wurden die Kinder nachuntersucht. Bei normalem NDS hatten

7% Lernstörungen, aber immerhin 21% Lern- und Verhaltensstörungen. Bei schlechtem NDS bestanden bei 37% Lern- und bei 79% Lern- und Verhaltensstörungen. Ähnlich war das Verhältnis, wenn man nur die Befunde der motorischen Koordinationsprüfung berücksichtigte!

4 Diagnostik der motorischen Koordinationsstörung

Wie schwierig es ist die motorische Entwicklung zu beurteilen wurde von Michaelis et al. bereits dargestellt (s. S. 1). Es kommt nicht nur auf das zeitgerechte Auftreten oder Verschwinden bestimmter Reaktionsweisen an, oder auf die Beherrschung bestimmter Meilensteine. Es muß auch das "Wie" eines Bewegungsablaufes beurteilt werden. Leider liegen auch im Bereich der motorischen Entwicklung keine verläßlichen und gut normierten Untersuchungsschemata vor, bis auf den Körperkoordinationstest (s.u.), der aber nur einen Teilbereich der motorischen Entwicklung überprüft. Insbesondere bestehen keine speziellen Angaben zu den genannten Teilproblemen einer Entwicklungsdyspraxie oder eines Gerstmann-Syndroms. Die beste Voraussetzung für die richtige Beurteilung ist die Beobachtung des spontanen Bewegungsablaufes in möglichst entspannter Situation.

Der Körperkoordinationstest nach Kiphard u. Schilling (1974) ist einer der am besten abgesicherten Teste. Die Normierung erfolgte an 1228 normal entwickelten, 79 hirngeschädigten, 59 Kindern mit v.a. einer Hirnschädigung, 79 verhaltensauffälligen und 27 sprachauffälligen Kindern. Alle waren zwischen 5-14 Jahre alt. Dabei werden die folgenden Bereiche überprüft: Balancieren rückwärts, monopedales Hüpfen, seitliches Umsetzen und Hin- und Herspringen. Teste, die natürlich nur die grobe Motorik erfassen und keine neurologischen Befunde berücksichtigen. Die Verläßlichkeit und Validität des Testes kann einigermaßen günstig beurteilt werden (Rennen-Allhoff u. Allhoff 1987).

In Deutschland ist auch das Untersuchungsverfahren von Touwen (1982) sehr bekannt und wird vor allem von den Neuropädiatern bevorzugt. Dabei werden nicht nur die grobmotorische Koordination, wie z.B. die Finger-, Hand- und Unterarmfunktion, die Häufigkeit der assoziierten Bewegungen und der Spiegelbewegungen, sondern auch der neurologische Befund insgesamt geprüft. Allerdings gibt er nur vage Angaben über altersabhängige Normwerte. Wittrock et al. (1975) haben nach dem Untersuchungsschema Vorschulkinder systematisch untersucht und einige Normdaten für 4- bis 6jährige Kinder erarbeitet.

5 Therapie der motorischen Koordinationsstörung

Wie schon bei den übrigen Teilleistungsstörungen diskutiert, existieren sehr unterschiedliche Vorstellungen über die therapeutischen Möglichkeiten, insbesondere auch im Hinblick auf die Vermeidung von späteren Lernstörungen. Behandlungsprogramme sind in den USA schon sehr lange entwickelt und z.T. auch großzügig angewendet worden (Kephart 1960; Getman 1965; Barsch 1968; Frostig 1968). Diese perzeptuomotorischen Programme sind bereits im Beitrag von Rennen-Allhoff (s. S. 69) angesprochen und ihre Effektivität diskutiert worden. Sie gehen davon aus, daß zunächst die motorischen "Skills" beherrscht werden müssen, bevor die Kulturtechniken erlernt werden können. Balance, Haltung, Lateralität, Auge-Hand-Koordination, gezielte Augenmotorik und Visuomotorik im engeren Sinne werden systematisch trainiert, entweder in Einzel- oder Gruppentherapie, wobei die Therapien z.T. in die gesamte pädagogische Förderung eingebunden sind.

Eine gewisse Sonderstellung nimmt die Behandlung nach Doman u. Delacato (1959) ein, die am strengsten auf ihrem reflexologisch-schematischen Entwicklungsmodell des Menschen aufbaut. Höhere geistige Leistungen können angeblich nur erreicht werden, wenn die motorischen Entwicklungsebenen durchlaufen wurden, und sich eine Handdominanz oder besser eine Dominanz einer Hirnhemisphäre entwickelt hat. Bei motorischen Entwicklungsstörungen und Lernstörungen ebenso wie bei Kindern mit schweren zerebralen Schädigungen, sind intensive und sytematische Übungen notwendig, die alle motorischen, sensorischen und sensiblen Bereiche ansprechen sollen. Es läuft letzten Endes darauf hinaus, daß die Kinder "rund um die Uhr" behandelt werden, unter maximalem Einsatz auch der Betreuer und Familienmitglieder. Von der American Academy of Pediatrics liegen Stellungnahmen vor, die den Wert der Behandlung nicht nur bezweifeln, sondern auch vor den psychischen Nebenwirkungen im gesamten Umfeld der Kinder warnen (1968 und 1982). Diese einhellige Ablehnung durch die "Schulmedizin" hat zu einer besonderen Popularität geführt, in einer Zeit, in der alternative Methoden hochangesehen sind. Hierzu trägt auch der Name des Institutes bei, von dem aus die Anregungen an die Eltern gehen: "Institute for Achievement of Human Potential".

Alle genannten Therapieprogramme orientieren sich im wesentlichen an den bestehenden Teilleistungsstörungen und versuchen die speziellen Schwächen zu verbessern, zu beseitigen oder zu kompensieren. Dabei ist auf die folgenden Effekte zu hoffen: 1) Jedes Übungsprogramm steigert die Automatisierung und optimiert damit den Bewegungsablauf. 2) Übernahme von Aufgaben gesunder Neuronenverbände, zu denen sie normalerweise nicht prädestiniert wären. 3) Dies könnte im Rahmen eines sog. Sproutings geschehen oder Neuronenverbände nutzen, die während der menschlichen Entwicklung "überflüssigerweise" angelegt worden sind. 4) Erwerb von Ersatzstrategien zur Kompensation von Teilleistungsschwächen. Das beste Beispiel hierfür ist die Fähigkeit des zentralen Nervensystems das fehlende räumliche Sehvermögen bei Kindern mit Strabismus fast vollständig auszugleichen.

6 Psychomotorische Therapie

Die psychomotorische Therapie hat im Gegensatz zu den bisher dargestellten Behandlungsprogrammen einen prinzipiell anderen Ansatz. Sie geht von der Anschauung aus, daß sich die motorische Entwicklung immer im Zusammenspiel mit der Umwelt und der psychischen Befindlichkeit des Kindes vollzieht. Die Motorik ist nicht nur als Halte- oder Zielmotorik notwendig, sie drückt auch Gefühle aus. Die seelische Haltung kann sich auch in der Körperhaltung und in den Bewegungsabläufen ausdrücken. Selbstwertgefühl, Eigenwahrnehmung, Selbstdarstellung und Durchsetzung von Bedürfnissen werden miteinander verknüpft. Damit wird der soziale Charakter der Motorik erkennbar (Kiphard 1979).

Ziel ist nicht die speziellen motorischen Störungen anzugehen, sondern das Kind in seiner gesamten Persönlichkeit zu berücksichtigen und zu stärken. Positives Selbstwertgefühl, realistisches Selbstkonzept und Akzeptanz der eigenen Fähigkeiten und Fehler sollen vermittelt werden. Dabei wird vorausgesetzt, daß Veränderungen des Selbstkonzeptes nur dann eintreten können, wenn der Erfolg einer Tätigkeit als eigener Erfolg gewertet werden kann. Die gesamte Therapiesituation ist so aufgebaut, daß dem Kind eine körperliche und handlungsbezogene Aktivität aus sich heraus ermöglicht wird. Das Spielmaterial, die Handlungen in der Gruppe, fordern das Kind zur Eigenaktivität auf. Erfolge und Mißerfolge werden von dem Kind unmittelbar erlebt und die Rückwirkung seines Verhaltens in der Gruppe wird ebenso unmittelbar bewußt.

Bei gleichzeitig bestehenden Verhaltensstörungen ist es besonders wichtig taktisch klug vorzugehen und das Kind selbst über Teilnahme entscheiden zu lassen. Die Handlungsimpulse sollen weitgehend von den Kindern ausgehen. Die Therapeutin hält sich zunächst zurück, wirkt möglichst nur indirekt und greift erst dann ein, wenn durch einzelne Aktivitäten die Gruppenzusammengehörigkeit bedroht wird, z.B. bei aggressivem und zerstörerischem Verhalten. Das Vorgehen ähnelt einer nichtdirektiven Spieltherapie (Axline 1980). Die Kinder sollen sich in der Gruppe angenommen und nicht ständig korrigiert oder kritisiert fühlen, insofern müssen die Grenzen ihrer Aktivität relativ weitgesteckt sein. Als Medium dieser Therapie dienen Bewegungsspiele, Gruppenspiele, kreatives Umgehen mit zahlreichen Spielmaterialien, Rollenspiele usw. (Volkamer u. Zimmer 1986).

Die Indikation zur psychomotorischen Therapie besteht nicht nur bei erheblichen motorischen Koordinationsstörungen, sondern gerade dann, wenn zusätzlich Verhaltensstörungen bestehen, wie z.B. Gehemmtheit, Kontaktscheu, Sprachverweigerung, spezifische und unspezifische Ängste.

Obwohl die psychomotrische Therapie nun schon lange in Deutschland eingeführt ist, existieren bisher noch keine ausreichenden Studien über ihre Erfolge. Eine Ausnahme stellt die Untersuchung von Eggert et al. (1975) bei legasthenischen Kindern dar. Sie verglichen die Wirkung der psychomotorischen Therapie mit der einer speziell auf die Legasthenie ausgerichteten verbal-kognitiven Behandlungsweise. Alle Kinder wurden sehr sorgfältig und umfassend neurologisch und psychologisch getestet, und mittels Fragebogen wurde das Verhalten der Kinder von Lehrern und Eltern dokumentiert. Kinder unter psychomotorischer Behandlung waren selbstbewußter, und selbstsicherer geworden. Im Vergleich zu einer unbehandelten Kontrollgruppe schnitten die Kinder besser, im Vergleich zu den verbal-kognitiv behandelten Kindern dagegen nur unwesentlich schlechter ab. Allerdings waren die Behandlungserfolge individuell sehr unterschiedlich.

7 Eigene Untersuchungen

Wir untersuchten an der Klinik in Maulbronn 18 normalbegabte Kinder im Alter zwischen 6 - 7 Jahren, die 1mal wöchentlich über 9 Monate psychomotorisch behandelt wurden (Schellenschmitt 1989). Die Behandlungsindikation war: motorische Koordinationsstörung mit primären oder sekundären Verhaltensstörungen. Alle Kinder waren zunächst in der Ambulanz vorgestellt und untersucht worden. Die Diagnose einer motorischen Koordinationsstörung ergab sich aus der Untersuchung nach Touwen (s.o.), die Diagnose einer Verhaltensstörung aus der Anamnese und der psychologischen Untersuchung der Kinder.

In der ersten Phase der Untersuchungsserie wurde die Hälfte der Kinder behandelt und die andere Hälfte nur beobachtet, sie stand auf der "Warteliste". In der zweiten Untersuchungsphase wurden die bisher behandelten Kinder nachbeobachtet und die bisher auf der Warteliste stehenden Kinder behandelt (Abb. 1). Die Kinder wurden zu Beginn der Untersuchungsserie, nach 9 und nach 18 Monaten untersucht. Zur Kontrolle der Behandlungserfolge wurden angewendet: Körperkoordinationstest nach Schilling (KTK), der oben schon beschrieben wurde, Frostig-Test zur visuellen Wahrnehmung und die motorische Leistungsserie nach Schoppe (1974). Bei dieser Testfolge soll die Hand- und Unterarmmotorik geprüft werden. Auf einer Metalltafel sind Löcher und Linien ausgestanzt bzw. Kontaktstellen eingelassen. Mit einem Metallgriffel soll den Linien nachgefahren, in einer Vertiefung der Griffel ruhig gehalten oder rasch hintereinander kleine Kontakte berührt werden. Durch elektrische Kontakte werden automatisch Fehlerhäufigkeit oder -dauer gemessen (Schoppe 1974; Hamster 1980). Mittels Pursuit-Rotor werden außerdem kreisende Handbewegungen, die einem Lichtreflex folgen sollen, gemessen (geführte Bewegungen).

Darüber hinaus mußten die Eltern einen Fragebogen mit 40 Fragen beantworten, um das Verhalten der Kinder zu dokumentieren.

Die wichtigsten Ergebnisse waren:

- Die grobmotorische Koordination (KTK) besserte sich in der Behandlungsphase deutlicher als in dem Kontroll- bzw. Beobachtungszeitraum vor bzw. nach der Therapiephase (Abb. 2).
- Folgebewegungen von Hand und Arm am Pursuit-Rotor (geführte Bewegungen) besserten sich ebenfalls in der Therapiephase deutlicher als in der Kontroll- und Beobachtungsphase (Abb. 3).
- Das gleiche Ergebnis fand sich bei der visuellen Wahrnehmung (Frostig-Test: Unterteste III-IV, Abb. 4).
- Ein Gruppenvergleich der anderen untersuchten Parameter zeigte dagegen keine signifikanten Unterschiede.

Interessant waren der intraindividuelle und der interindividuelle Vergleich. Hierzu wurden die Meßwerte der einzelnen Kinder vor und nach den jeweiligen Therapie- und Beobachtungsphasen miteinander verbunden. Dabei wurden die Behandlungsergebnisse miteinander verglichen, die im Gruppenvergleich signifikante Erfolge der Behandlung erbracht hatten.

Das Ansprechen der Behandlung war im Einzelfall sehr unterschiedlich. So steigerte z.B. ein Kind seine grobmotorische Koordinationsfähigkeit nach der Kontrollphase, in der es sich ohnehin schon gebessert hatte, auf die Behandlung außerordentlich gut. Aber auch das schlechteste Kind der Gruppe 2, die zunächst beobachtet und dann behandelt worden war, besserte sich doch unter der Therapie, konnte aber die Ergebnisse der anderen Kinder nicht erreichen (Abb. 5). Ein Kind besserte sich in der "Wartezeit" so deutlich, daß eine Behandlung nicht mehr erforderlich war; ein Kind, das sich unter der Therapie erheblich gebessert hatte (in Gruppe 1, die sofort behandelt wurde), verweigerte sich nach 9 Monaten noch einmal untersuchen zu lassen. Bei den geführten Bewegungen der motorischen Leistungsserie verschlechterte sich sowohl in Gruppe 1 als auch in Gruppe 2 je

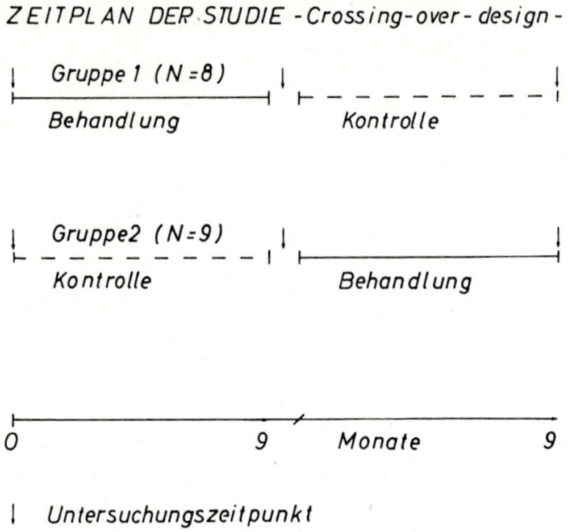
ZEITPLAN DER STUDIE -Crossing-over-design-
Gruppe 1 (N=8)
Behandlung
Kontrolle
Gruppe2 (N=9)
Kontrolle
Behandlung
0
9
Monate
9
Untersuchungszeitpunkt

Abb. 1. Zeitplan der Studie zur Effektivität der psychomotorischen Therapie bei 17 Kindern im Alter zwischen 6 und 7 Jahren

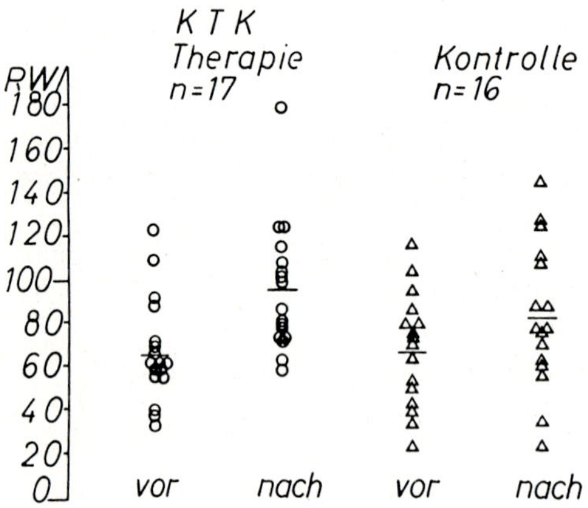
KTK
Therapie
n=17
Kontrolle
n=16
RW
180
160
140
120
100
80
60
40
20
0
vor
nach
vor
nach

Abb. 2. Veränderung der grobmotorischen Koordination vor und nach einer Therapie- bzw. Kontrollphase von 9 Monaten. Rohwerte des Körper-Koordinationstestes nach Kiphard und Schilling (KTK)

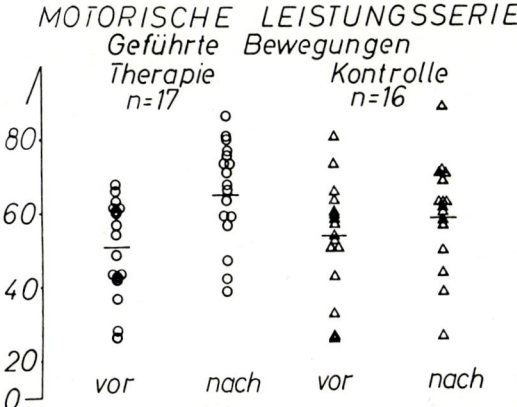

Abb. 3. Veränderung der geführten Handbewegungen vor und nach einer Therapie- bzw. Kontrollphase von 9 Monaten. Messungen mit dem Pursuit-Rotor der Motorischen Leistungsserie nach Schoppe (Rohwerte der Abweichungen, umgerechnet in Prozent der jeweiligen Skala)

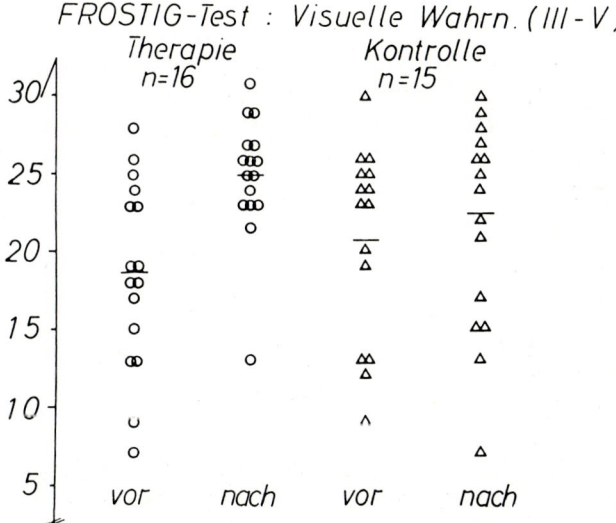

Abb. 4. Veränderung der visuellen Wahrnehmung vor und nach einer Therapie- bzw. Kontrollphase von 9 Monaten. Rohwerte der Unterteste III-V des Frostig-Testes zur visuellen Wahrnehmung

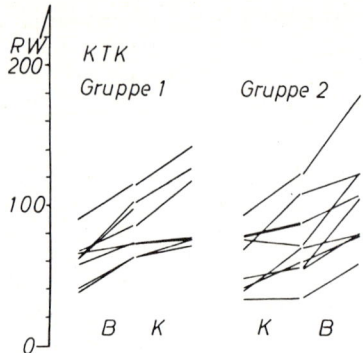

Abb. 5. Inter- und intraindividuelle Veränderungen der grobmotorischen Koordination vor und nach einer Therapie- bzw. Kontrollphase (B bzw. K) von 9 Monaten. Rohwerte des Körperkoordinationstests nach Kiphard und Schilling (KTK)

ein Kind während der Behandlungsphase und verbesserte sich (leicht) in der Kontroll- bzw. Beobachtungsphase (Abb. 6). Überblickt man die Ergebnisse in den Abb. 5-7, so hat man den Eindruck, daß sich die Befunde (innerhalb von 9 Monaten) bei den Kindern, die *vor* der Behandlung in der Wartephase standen (Gruppe 2), z.T. sehr deutlich geändert hatten und interindividuell sehr unterschiedlich waren – besonders eklatant bei der visuellen Wahrnehmung (Abb. 7) –, während die Veränderungen *nach* der Behandlung sich eher gleichsinnig verhielten.

Fast alle Eltern waren von den positiven Effekten der Behandlung überzeugt, manche sogar euphorisch. Dennoch ließ sich dies in dem Fragebogen nicht sicher belegen. Die Unterschiede zwischen den Aussagen vor und nach den Therapiephasen waren nicht signifikant.

Die Ergebnisse bestätigen, daß der indirekte Behandlungsansatz einer psychomotorischen Behandlung zumindest bei einigen Kindern sehr deutliche Erfolge, z.B. bei der visuellen Wahrnehmung oder bei den geführten Handbewegungen, brachte. Dabei ist zu berücksichtigen, daß keine speziellen feinmotorischen oder visuomotorischen Übungen durchgeführt worden waren. Die Studie zeigt aber auch, daß bei einigen Kindern nach 9 Monaten Wartezeit sich die Befunde schon erheblich gebessert hatten oder in der Beobachtungszeit nach der Behandlung weiter besserten. Die interindividuellen Unterschiede sind groß. Die Indikation zur psychomotorischen Therapie ist damit im Einzelfall noch sehr unsicher. Weitere Studien zur prognostischen Bedeutung der Ausgangsbefunde und der damit verbundenen Behandlungsindikation sind erforderlich. Insbesondere muß die Beurteilung der psychischen Befindlichkeit mit anderen Fragebogen erfolgen, da offensichtlich nicht objektiviert werden konnte, was die meisten Eltern gespürt hatten. Es sollte auch überprüft werden, ob die besseren Ergebnisse auf einer tatsächlichen Leistungsverbesserung beruhen oder nur Ausdruck einer besseren Motivation und Selbstsicherheit sind. Hier gilt es neue Wege zu öffnen, um die Behandlungserfolge zu evaluieren. Auf die Einbettung der Behandlungsmaßnahmen in die psychosoziale Situation des Kindes (siehe Beiträge von Schlack, S. 41 und S. 127) ist dabei ebenso zu achten, wie auf die Wirksamkeit der Interaktion von Therapeut und Kind.

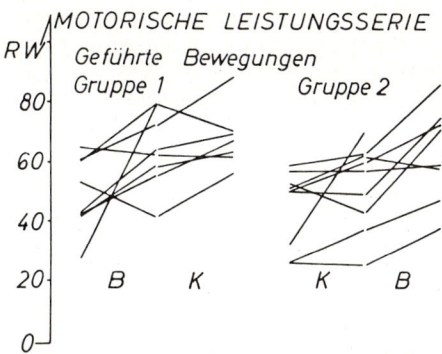

Abb. 6. Inter- und intraindividuelle Veränderungen der geführten Bewegungen vor und nach einer Therapie- und Kontrollphase (B bzw. K) von 9 Monaten. Messungen mit dem Pursuit-Rotor der motorischen Leistungssserie nach Schoppe (Rohwerte der Abweichungen, umgerechnet in Prozent der jeweiligen Skala)

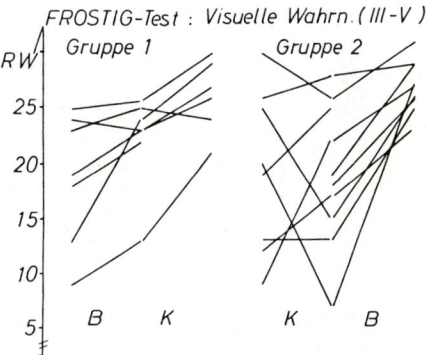

Abb. 7. Inter- und intraindividuelle Veränderungen der visuellen Wahrnehmung vor und nach einer Therapie- bzw. Kontrollphase (b bzw. K) von 9 Monaten. Rohwerte der Unterteste III-V des Frostig-Tests zur visuellen Wahrnehmung.

Literatur

American Academy of Pediatrics, Committee on the handicapped child (1968) The Doman Delacato treatment of neurologically handicapped children. J Pediat 72: 750

American Academy of Pediatrics (1982) Policy statement: the Doman-Delacato treatment of neurologically handicapped children. Pediatrics 5: 810-811

Ayres AJ (1979) Lernstörungen. Sensorisch-integrative Dysfunktion. Springer, Berlin Heidelberg New York

Axline VM (1980) Kinder-Spieltherapie. Ernst Reinhardt, München

Bax M, Whitmore K (1987) The medical examination of children on entry to school. The results and use of neurodevelopmental assessment. Dev Med Child Neurol 29: 40-55

Barsch RH (1968) Enriching Perception and Cognition, Vol 2. Special Child Publications, Seattle

Benito R de, Clifford BF, Fisch MD (1988) Developmental Gerstman's Syndrome. Arch Neurol 45:977-982

Denckla MB, Rudel RG (1978) Anomalies of motor development in hyperactive boys. Ann Neurol 3:231-233

Denckla MB, Rudel RG, Chapman C, Krieger J (1985) Motor profiency in dyslexic children with and without attentional disorders. Arch Neurol 42:228-231

Delacato CH (1959) The Treatment and Prevention of Reading Problems: The Neurological Approach. Thomas, Springfield/Ill.

Drillien C, Drummond M (1983) Frequency and distribution of neurodevelopmental disability. In: Drillien C, Drummond M (eds) Development Screening and the Child with Special Needs. A Population Study of 5000 Children. Heinemann, London; Lippincott, Philadelphia

Eggert D, Schuck K-D, Wieland A-J (1975) 3. Projektbericht Hannover. Phase II-Erfolgskontrollen eines psychomotorischen und kognitiv-verbalen Behandlungsprogramms der Lese-Rechtschreibeschwäche. In: Eggert D (Hrsg) Psychomotorisches Training. Beltz, Weinheim

Ehrhardt P, Mc Kinlay G, Bradley G (1987) Coordination screening for children with and without moderate learning difficulties: further experience with Gubbay's tests. Dev Med Child Neurol 29: 666-673

Frostig M (1968) A treatment program for children with learning difficulties. In: Bortner M (ed) Evaluation and Education of Children with Brain Damage. Thomas, Springfield/Ill.

Getman GN (1965) The visuomotor complex in the acquisition of learning skills. In: Hellmuth J (ed) Learning Disorders, Vol 1. Special Child Publications, Seattle

Gillberg C, Rasmussen P, Carlström G, Svenson B, Waldenström E (1982) Perceptual, motor and attentional deficits in six-year-old children. Background factors. Dev Med Child Neurol 24: 752-770

Gillberg J C, Gillberg C (1983) Three year follow-up at age 10 of children with minor developmental disorders: behavioural problems. Dev Med Chil Neurol 25: 438-449

Gillberg C (1985) Children with minor developmental disorders. III: Neurological and neurodevelopmental problems at age 10. Dev Med Child Neurol 27: 3-16

Gubbay SS (1975) The Clumsy Child. A Study of Developmental Apraxia and Agnosic Ataxia. Saunders, London

Hamster W (1980) Die motorische Leistungsserie MLS. Handanweisung. Dr. G. Schufried, Mödling

Illingsworth RS (1963) The Clumsy Child. In: Bax M, Mc Keith RM (eds) Minimal Cerebral Dysfunction. Clin Dev Med, Vol 10. The National Spastics Society Medical Education and Information Unit in Association with Heinemann, London

Johnston RB, Stark RE, Mellits ED, Tillal P (1981) Neurological status of language-impaired and normal children. Ann Neurol 10: 159-163

Kephart NC (1960) The Slow Learner in the Classroom. Merril, Columbus/Ohio

Kiphard EJ, Schilling F (1974) Körperkoordinationstest für Kinder. Beltz, Weinheim

Kiphard EJ (1979) Motopädagogik. Modernes Lernen, Dortmund

Köhler L (1973) Health control of four-year-old children. Acta Paediatr Scand (Suppl 235)

Köhler L, Svenningson NW, Lindquist B (1979) Early detection of preschool health problems-role of perinatal risk factors. Acta Paediat Scand 68:229-237

Nichols PL, Chen TC (1981) Minimal Brain Dysfunction: A Prospective Study. Erlbaum, Hillsdale

Njokiktjien C (1988) Pediatric Behavioural Neurology, Vol 1: Clinical Principles. Suyi Publ, Amsterdam

Orton ST (1937) Reading, Writing and Speakproblems in Children. Norton, New York

Pothmann R, Karch D, Volmar J, Ehrhardt KJ (1985) Zur Wertigkeit quantitativer neurologischer Untersuchungsmethoden bei hyperkinetischen Kindern. Kinderarzt 16: 341-344

Rennen-Allhoff B, Allhoff P (1987) Entwicklungstests für das Säuglings-, Kleinkind- und Vorschulalter. Springer, Berlin Heidelberg New York

Schellenschmidt M (1989) Psychomotorische Therapie. Eine Studie zur Effektivität der Behandlung 6- bis 7jähriger Kinder. Univ. Heidelberg, Dissertation in Vorber.

Schirm H (1986/87) Motorische Entwicklungsstörungen. Möglichkeiten der Krankheitsfrüherkennung. Eine Literaturstudie. Zentralinstitut für kassenärztliche Versorgung, Köln

Schoppe KJ (1974) Das MLS-Gerät. Ein neuer Testapparat zur Messung feinmotorischer Leistungen. Diagnostica 43-47

Touwen BCL (1982) Die Untersuchung von Kindern mit geringen neurologischen Funktionsstörungen. Stuttgart, Thieme

Volkamer M, Zimmer R (1986) Kindzentrierte Mototherapie. Motorik 9: 49-58

Wittrock J, Höger C, Macke A (1975). Entwicklungsneurologische Untersuchungen im Vorschul-alter. MMW 117: 57-62

Theorie und Praxis krankengymnastischer Methoden auf neurophysiologischer Grundlage

Richard Michaelis, Gerhard Niemann, Ingeborg Krägeloh-Mann

1 Krankengymnastik auf neurophysiologischer Grundlage

In der Bundesrepublik haben in den letzten 20 Jahren zwei krankengymnastische Schulen besondere Verbreitung gefunden, nicht zuletzt auch durch eine straffe Organisation der Aus-und Weiterbildung: die krankengymnastische Methode nach Vojta und die Methode nach dem Ehepaar Bobath. Beide Methoden bezeichnen sich als "Krankengymnastik auf neurophysiologischer Grundlage". Als solche werden sie auch verordnet. Die neurophysiologischen Grundlagen, auf die sich beide Methoden berufen, haben allerdings kaum mehr etwas mit einer modernen Neurophysiologie zu tun. Sie beziehen sich auf eine Neurophysiologie der 20er und 30er Jahre dieses Jahrhunderts, als einige neurophysiologische Arbeitsgruppen sich mit den Reflexmechanismen des Halte- und Stellapparates sowie mit den sog. "Primitivreflexen" bei Tieren und bei Kindern beschäftigten. Die damalige Neurophysiologie ging zudem von der Vorstellung einer mehr oder weniger strikten hierarchischen Organisation neurophysiologischer, neuromorphologischer und funktioneller zentralnervöser Strukturen aus. Diese damaligen neurophysiologischen Paradigmen sind mit den Namen Magnus u. de Kleijn (1912), Rademaker (1931), Schaltenbrand (1928), aber auch mit den Namen Peiper (1956) und Landau (1923) verbunden, um nur einige Namen zu nennen. Wichtig sind diese Untersuchungen bis heute deshalb geblieben, da vor allem Kinder mit spastischen Zerebralparesen Haltungs- und Bewegungsautomatismen zeigen, die große Ähnlichkeiten mit den Halte- und Stellreflexen aufweisen, wie sie von den genannten Autoren u.a. bei dekortizierten und dezerebrierten Versuchstieren beschrieben worden sind. Beiden krankengymnastischen Methoden ist, bei allen sonstigen Unterschieden, doch gemeinsam, daß sie pathologische Haltungs- und Bewegungsautomatismen gar nicht erst entstehen lassen wollen, oder bereits etablierte pathologische Muster abzubauen bestrebt sind, um sie durch physiologische motorische Bewegungsabläufe zu ersetzen. Dabei spielen allerdings die Vorstellungen, wie die motorische Entwicklung nach Meinung der Autoren verläuft, eine entscheidende Rolle. Eine Diskussion über eine krankengymnastische Methode muß daher auch immer das dazugehörige Konzept der motorischen Entwicklung mitberücksichtigen.

2 Das krankengymnastische Behandlungskonzept nach Vojta

Das Untersuchungs- und Behandlungskonzept nach Vojta (1988) basiert in seiner Theorie ganz offensichtlich auf den Prinzipien eines hierarchisch-deterministischen und reflexologisch geordneten Entwicklungsmodelles. Damit wird verständlich, daß die Entwicklungsdiagnostik, aber auch das Therapiekonzept, sich auf reflexorientierte Vereinheitlichungen beschränken können, da die motorische Entwicklung des Menschen bei allen Kindern gleich verläuft, genau voraussagbar und damit auch genau zeitlich bestimmbar ist. Für die Therapie ist es daher auch wichtig, streng die von der menschlichen Phylogenese und Ontogenese vorgegebene Entwicklungsschiene einzuhalten. Die Entwicklung der Motorik läuft, nach den Vorstellungen von Vojta, nach bestimmten, genetisch fixierten, zeitlich genau festgelegten Schemata ab. Die Motorik der ersten 4 Monate steht nach Vojta (1988) unter dem Einfluß phylogenetischer, angeborener Bewegungsschablonen. Ein erstes Beugestadium, gerechnet ab Geburt bis zur 6. Lebenswoche, wird durch Beugemuster charakterisiert, sowie durch primitive Reflexschablonen. Wichtig für das Entwicklungskonzept nach Vojta (1988) ist die Fähigkeit des Neugeborenen, phylogenetisch determinierte Kriechbewegungen zu generieren, die von ihm "Reflexkriechen" genannt werden, und die als Grundmuster jeglicher weiterer motorischen Entwicklung des Kindes anzusehen sind. Ein erstes Streckstadium wird zwischen der 6. Woche bis zum 4. Monat beschrieben. Mit dem dann folgenden 2. Beugestadium, das bis zum 8. Monat dauert, beginnt das ontogenetische Stadium der motorischen Entwicklung. Unter der posturalen Ontogenese ist nach der Definition Vojtas (1988) jedoch nicht die individuelle posturale Entwicklung eines einzelnen Kindes zu verstehen – die nach unserem Verständnis sehr viel variabler im Vergleich zu anderen Kindern verlaufen kann –, sondern die menschspezifischen, posturalen Reflexschemata, die das Aufrichten und schließlich die freie Fortbewegung (bipedale Lokomotion) erst ermöglichen. Mit dem 2. Stadium der menschlichen Lokomotion, beginnend zwischen dem 8. und 9. Monat, erfolgt die Vertikalisation, die zur menschlichen bipedalen Fortbewegung überleitet. Das Erscheinen des Robbens bzw. des Krabbelns bedeutet für Vojta (1988) einen wichtigen Meilenstein der motorischen Entwicklung. Nach Feldkamp u. Danielcik (1982) sind für Vojta die reflektorischen Bewegungen des Drehens und vor allem des Kriechens wichtige Elemente der ontogenetischen Entwicklung des Kindes, auf denen sich die gesamte Willkürmotorik aufbaut.

Für die einzelnen Stadien der Entwicklung werden von Vojta (1988) typische und spezifische posturale Reflexe, Lagereaktionen, motorische Automatismen, motorische Fähigkeiten und Primitivreflexe angegeben, die in direkter zeitlicher Koordination zu einem bestimmten Entwicklungsstadium stehen sollen. Das Auftreten und Verschwinden (Waltezeiten) solcher altersspezifischer motorischer Phänomene und der Primitivreflexe wird durch Literaturzitate belegt, die allerdings kaum moderne Untersuchungsergebnisse berücksichtigen, und denen so gut wie keine normativen Entwicklungsuntersuchungen zugrunde liegen. Auf Einzelheiten dieser Faktoren, die zur Entwicklungsbestimmung dienen, soll in dem hier gegebenen Zusammenhang nicht näher eingegangen werden.

Nur 2 Beobachtungen seien angeführt:

(1) Nach Vojta (1988) dürfen beim Hinstellen des Kindes auf die Beine sich diese nicht versteifen und in Spitzfußstellung gehen (Extensorstoß der Beine). Werde ein solches Muster bei einem Säugling beobachtet, sei dies ein direktes Zeichen einer pathologischen motorischen Entwicklung. Grundsätzlich kann man dieser Aussage zustimmen. Immer wieder werden jedoch Kinder vorgestellt, die nach diesen Kriterien als zumindest spastisch bedroht zu bezeichnen sind, oder die

schon mit der Diagnose einer spastischen Diplegie versehen und einer Vojta-Therapie zugeführt worden waren. Die Untersuchung zeigt dann aber, daß das Kind selbst diese Muster auflösen kann, andere pathologische Auffälligkeiten bestehen nicht, die motorische Entwicklung verläuft auch weiterhin unauffällig. Neben anderen Bewegungsmustern zeigen diese Kinder als Variabilität u.a. ausgeprägte Streckmuster. Häufig, jedoch nicht immer, sind diese antrainiert worden, was als "Hopser-Syndrom" bezeichnet worden ist. In diesem Zusammenhang ist interessant, daß afrikanische Mütter die Stehbereitschaft schon bei ihren erst 3-4 Monate alten Kindern durch Hopsen auf dem Schoß bewußt provozieren und auslösen, um die motorische Entwicklung zu beschleunigen. Sie tun dies also bei ihren Kindern in einem Alter, in dem die Kinder nach dem Entwicklungskonzept von Vojta (1988) eben die phylogenetische Entwicklungsphase beenden.

(2) Von pathologischem Krabbeln spricht Vojta (1988) u.a., wenn ein Kind die Hände mit gebeugten Fingern oder mit der Faust oder mit der Handwurzel aufsetzt. Auch dieses Muster wird nicht so selten bei Früh- und Neugeborenen, aber auch bei Säuglingen und krabbelnden Kindern gesehen, die aber eine sonst unauffällige Entwicklung absolvieren.

Drei wichtige Faktoren generieren und bestimmen nach Vojta (1988) entscheidend die motorische Entwicklung:

- posturale Reaktibilität,
- Ontogenese der Aufrichtemechanismen,
- phasische Motorik.

Unter der posturalen Reaktibilität wird die Fähigkeit des Körpers verstanden, sich automatisch – reflexbedingt – Lageveränderungen anzupassen. Die Ontogenese der Aufrichtemechanismen beschreibt die Bedingungen, an die die Vertikalisation in der menschlichen Entwicklung nach seiner Theorie gebunden ist. Dazu gehören auch rhythmisch alternierende Bewegungsabläufe, die gegen die Schwerkraft gerichtet sind und die bis in die Neugeborenenzeit zurückzuverfolgen seien. Mit dem Ausdruck "phasische Motorik" wird die spontane, widerstandsfreie Motorik bezeichnet. Rhythmische Bewegungsabläufe seien nur möglich, wenn die phasische Motorik auf einer Körperseite durch die Stabilisation der entsprechenden Gegenseite ergänzt wird. Die drei genannten Grundvoraussetzungen einer motorischen Entwicklung agieren nicht nebeneinander, sondern sie ergänzen sich in hohem Maße integrativ, wobei der posturalen Reaktibilität von Vojta (1988) eine besondere Leitfunktion zuerkannt wird.

Die motorische Entwicklung, aber auch neurologische Ausfälle, lassen sich nach Vojta (1988) mit 7 Lagereaktionen festlegen und messen. Auf die einzelnen Reaktionen soll in dem hier vorgegebenen Zusammenhang nicht eingegangen werden. Die Lagereaktionen werden auch als "Provokationsteste" bezeichnet, da sie das Kind während der Untersuchung in eine Situation bringen, die pathologische Muster provozieren soll. Die Landau-Reaktion, der Axillarhängeversuch sowie der Traktionsversuch werden auch von anderen Autoren bei neurologischen Untersuchungen des Säuglings eingesetzt, allerdings nicht mit den zeitlich genau definierten Reaktionsabläufen, wie sie von Vojta (1988) angegeben werden. Diese genannten drei Reaktionen belasten den Säugling bei einer neurologischen Untersuchung allerdings auch am geringsten.

Die Bestimmung der Lagereaktionen hat in der kinderärztlichen Praxis weite Verbreitung gefunden. Ein Vorteil scheint zu sein, daß auf die Mitarbeit des Kindes verzichtet werden kann. Die Untersuchung ist in jedem Verhaltenszustand möglich, auch beim schreienden Kind. Die genauen Angaben zur motorischen Entwicklung und zur Pathologie, die rasche Prüfbarkeit – unabhängig von dem Verhaltenszustand des Kindes – sind Empfehlungen, die die Lagereflexologie scheinbar zu einer idealen Methode in der kinderärztlichen Praxis werden ließen. Daß die Lagereflexologie bisher nicht die uneingeschränkte Anerkennung gefunden hat, die ihr nach Meinung ihres Autors zustehen müßte, liegt an zwei, allerdings gravierenden Einwänden:

1. Durch die Nichtbeachtung des Verhaltenszustandes der untersuchten Säuglinge kommt es – trotz strenger Definitionen der Pathologie – zu einer Überdiagnostik pathologischer Befunde und zur Einleitung von Therapien, für die keine Indikation besteht (Michaelis u. Krägeloh-Mann 1988).

2. Gegen die starre Einteilung der Abläufe motorischer Entwicklung müssen erhebliche Einwände vorgebracht werden. Die strenge zeitliche und hierarchische Ordnung der Lagereflexologie und des Ablaufes der motorischen Entwicklung ist mit heutigen Vorstellungen zur motorischen Entwicklung des Menschen nur noch sehr bedingt vereinbar (Touwen 1984; Michaelis 1985; Haas 1988).

Beide Parameter, die Art, in der die Lagereflexologie durchgeführt wird, und die hierarchische Strenge der Auffassung von Entwicklungsverläufen tragen die reale Gefahr in sich, Kinder, die nach einer weniger rigiden Diagnostik als normal entwickelt befundet wurden, als pathologisch in ihrer Entwicklung zu bewerten und sie einer unnötigen Therapie zuzuführen. Unter diesem Blickwinkel muß auch die unrealistisch hohe Zahl auffälliger Säuglinge bei den Vorsorgeuntersuchungen U 3 bis U 5 gesehen werden, die dann nahezu alle wieder bis U 6 unauffällig geworden sind (Michaelis u. Krägeloh-Mann 1988).

Die krankengymnastische Behandlung nach Vojta (1988) folgt seinem Entwicklungskonzept. Nach dem bisher Dargelegten ist es nur konsequent, wenn die Therapie streng den vorgegebenen Entwicklungsschritten folgt. Ohne ein solches konsequentes Vorgehen ist die Wiedergewinnung einer normalen Entwicklung und normaler Haltungs- und Bewegungsmuster für Vojta nicht vorstellbar. Die Anbahnung und Installation des Reflexkriechens und der Reflexumkehr als Basisfunktion aller weiteren Entwicklungsfortschritte charakterisiert das Konzept, das davon ausgeht, daß sich aus primitiven neonatalen Bewegungskonzepten höhere, differenziertere, motorische Fähigkeiten aufbauen. Daher muß die Therapie bei den Haltungs- und Bewegungsmustern des Neugeborenen beginnen, von denen ausgehend dann die weiteren Entwicklungsschritte einzuleiten sind. Krankengymnastisch geschieht dies mit Hilfe sogenannter "Auslösezonen", von denen streng festgelegte Bewegungsabläufe induziert werden können. Dabei wird unterschieden zwischen Haupt- und Hilfszonen. Bei der Erarbeitung des Reflexumdrehens wird zusätzlich zwischen 4 Phasen der krankengymnastischen Hilfestellung unterschieden. Weitere und speziellere Informationen finden sich bei Vojta (1988) und bei Feldkamp u. Danielcik (1982).

Die krankengymnastische Therapie nach Vojta hat den Vorteil, daß sie sich auf einige wesentliche Prinzipien der Behandlung beschränken kann. Intuition, spezielle Anforderungen an die Phantasie und Kreativität der Therapeutinnen und Therapeuten sind nicht essentielle Bestandteile der Therapie; nur das strikte Einhalten prinzipieller Therapie- und Entwicklungsschritte, die durch das Vojtasche Entwicklungskonzept vorgegeben sind, garantieren den Behandlungserfolg. Die Therapie ist zuhause mehrmals täglich für 10-15 min durchzuführen. Die Eltern erlernen die Therapie ohne größere Schwierigkeiten. Viele Eltern sind für solche klaren Hinweise, was sie zu tun haben, dankbar, besonders, wenn sich Entwicklungsfortschritte unter ihren Augen und mit ihrem Einsatz einstellen. Andere Eltern werden jedoch durch die rigiden Auffassungen über die Notwendigkeit der Durchführung der Therapie verunsichert. Die Therapie birgt dann die Gefahr einer schweren Beeinträchtigung und Gefährdung des Eltern-Kind-Verhältnisses in sich. Diese Schwierigkeiten wurden an anderer Stelle ausführlich diskutiert (Michaelis 1982/83; Moini 1982/83).

Die erklärte Absicht, das Ziel, das sich Vojta gesetzt hat, ist die Reduzierung der Zerebralparesen, die ein Kind, aber auch Eltern und letztlich die Gesellschaft nicht mehr belasten dürften. Sie sind, nach seinem Verständnis, durch seine Methode behandelbar und damit vermeidbar geworden. Ausgehend von seinem Entwicklungskonzept muß Vojta besonders daran gelegen sein, Zerebralparesen bereits in ihrer Entstehung, in ihren frühesten Anzeichen zu diagnostizieren und zu behandeln. Eine solche Strategie ist seiner Meinung nach auch schon bei Frühgeborenen indiziert, wenn entsprechende Symptome nachweisbar sind.

Die Sichtung der Literatur über Untersuchungen sowie eigene Erfahrungen zur Entwicklung von Früh- und Neugeborenen, die eine Intensivtherapie durchgemacht haben, zeigt jedoch, daß überall in der Welt die Zahl der schwerbehinderten Kinder mit spastischen Paresen zurückgeht, wenn angemessene Überwachungs- und Therapiemaßnahmen in der Prä-, Peri- und Postnatalperiode eingesetzt werden (Haas et al. 1986 a und b). An der Universitäts-Kinderklinik Tübingen wurden seit 1974 alle Kinder nachuntersucht, die bei der Geburt 1500 g und weniger gewogen hatten. Die Klinik verfügt außerdem über Stichproben aus dem Kollektiv der Risikokinder mit Geburtsgewichten zwischen 1501 und 3000 g. Nach 1980 sank die Rate der schwerbehinderten Kinder von etwa 13 % auf heute 3 %. Spastische Diplegien wurden in den letzten Jahren in der Tübinger Population so gut wie nicht mehr gesehen (Haas et al. 1986 a und b). Eine alle Kinder umfassende systematische Diagnostik nach Vojta erfolgte nicht, ebensowenig wie eine systematische krankengymnastische Behandlung. Kinder mit auffälligen Befunden im 1. Lebensjahr erhielten krankengymnastische Behandlungen, wenn diese notwendig erschienen, um die motorische Entwicklung zu optimalisieren, nicht aber aus der Vorstellung heraus, ein spastisches Syndrom damit verhindern zu können. Die Therapie erfolgte überwiegend nach Bobath, aber auch nach Vojta. Wir kommen also an der Feststellung nicht vorbei, daß die Senkung der Inzidenz und damit auch der Prävalenz der Zerebralparesen in den Industrienationen auf die bessere geburtshilfliche und neonatale Versorgung gefährdeter Früh- und Neugeborener zurückzuführen ist und nicht auf krankengymnastische Techniken.

3 Das krankengymnastische Behandlungskonzept nach Bobath

Dieses krankengymnastische Behandlungskonzept wurde von Berta Bobath empirisch über Jahre hinweg zur Behandlung spastischer Paresen entwickelt. Frühtherapie und Frühbehandlung von Zerebralparesen waren zunächst nicht das Ziel der

Bobath-Therapie, wohl aber stand von Anfang an das Bemühen im Vordergrund, Bedingungen vorzugeben, unter denen möglichst normale Bewegungs- und Koordinationsabläufe induziert werden könnten. Karel Bobath hat sich dann bemüht, für die von seiner Frau beobachteten pathologischen und normalen Haltungs- und Bewegungsphänomene eine neurophysiologische Erklärung zu finden. Auch Karel Bobath geht, wie Vojta, von der Neurophysiologie der Haltungs-, Stell- und Bewegungsautomatismen aus, wie sie in den ersten 30 Jahren dieses Jahrhunderts erarbeitet worden waren. Elisabeth Köng, die in den 50iger Jahren an der Kinderklinik in Zürich unter Fanconi Kinder betreute, die an einer Kinderlähmung erkrankt waren, sah für diese Kinder therapeutische Chancen, was sie veranlaßte, das krankengymnastische Behandlungskonzept nach Bobath genauer zu studieren und anzuwenden. Es ist Elisabeth Köng gewesen, die dann ihre Kenntnisse der krankengymnastischen Behandlung nach Bobath für die Frühdiagnostik und Frühtherapie von Zerebralparesen auf Säuglinge übertrug, mit der Vorstellung und Hoffnung, die Entstehung von Zerebralparesen damit verhindern zu können (Köng 1965). Die Therapie nach Bobath kennt kein verbindliches Entwicklungskonzept, das der Therapie zugrunde zu legen ist. Jedoch wird davon ausgegangen, daß die kindliche Entwicklung unter zwei Aspekten gesehen werden muß: einem vertikalen und einem horizontalen Entwicklungsgang.

Der vertikale Entwicklungsgang wird durch hierarchisch geordnete, sensomotorische Entwicklungsschritte bestimmt. Jede erworbene Stufe dient der nächsten Entwicklungsstufe als notwendige Voraussetzung. In der horizontalen Betrachtung der Entwicklung werden zeitlich gleichlaufende Entwicklungsvorgänge miteinander in Beziehung gesetzt. Damit ist einer gewissen Eigendynamik der individuellen Entwicklungsverläufe Rechnung getragen. Drei Entwicklungsstadien werden unterschieden (Bobath u. Bobath 1983):

1. Stadium: Rückenlage, Bauchlage
               Rollen
               Unterstütztes Sitzen
               Hochziehen zum Sitzen

2. Stadium: Knien
               Freies Sitzen
               Kriechen
               Zum Stand kommen
               Aufstehen
               Stehen mit Festhalten

3. Stadium: Freies Stehen
               Freies Gehen

Die Beurteilung der Entwicklung sowie die Behandlung folgt diesem Entwicklungskonzept, ohne daß, wie bei Vojta, die Notwendigkeit gesehen wird, die Therapie streng nach den vorgegebenen Entwicklungsschritten auszurichten.

Durch eine Schädigung des unreifen Zentralnervensystems treten eine Reihe von Störungen auf (Bobath u. Bobath 1983):

- Gestörte reziproke Innervation der Agonisten und Antagonisten der Skelettmuskulatur.
- Störungen des Muskeltonus in Ruhe und in Aktion, auch bei isometrischer Belastung (Haltungstonus).

- Pathologische Reflexmuster, die das Haltungs- und Bewegungsbild dominieren.
- Assoziierte Reaktionen.

Die genannten funktionellen Ausfälle des geschädigten Zentralnervensystems führen zu pathologischen, unökonomischen und typischen Ersatzmustern in Haltung und Bewegung. Koordinierte Bewegungsabläufe, die das ungestörte Zusammenspiel von Muskeltonus, Stell- und Gleichgewichtsreaktionen zur Voraussetzung haben, können dabei nicht mehr oder noch nicht initiiert und auch nicht durchgeführt werden, da das "Wissen" um die normale Bewegung nicht erworben werden konnte (Feldkamp u. Danielcik 1982). Bewegungsgestörte Kinder sind daher auch immer Kinder mit sensomotorischen Defiziten. Um die Bedeutung der gestörten Sensomotorik für die Zerebralparese herauszustellen, hat Köng vorgeschlagen, anstelle der Bezeichnung "Zerebralparesen" den Terminus "zerebrale Bewegungsstörungen" einzuführen (Köng 1965).

Wie eben dargestellt, können durch die Störung der sensomotorischen Erfahrungen internalisierte Bewegungsbilder einer normalen Motorik im Gehirn nur ungenügend entstehen. Das Gehirn greift daher auf Ersatzschablonen zurück, die charakteristisch für die Schwere und Art der neurologischen und motorischen Schädigung sind. Die verschiedenen Formen der Zerebralparesen haben daher verschiedene typische Entwicklungsverläufe, die in der Therapie beachtet werden müssen (Bobath u. Bobath 1983).

Die krankengymnastische Behandlung nach Bobath erfordert Intuition, Einfühlungsvermögen, Kreativität und die Fähigkeit auf die individuellen und spezifischen Probleme eines betroffenen Kindes einzugehen. Das Ziel der Therapie ist es, dem Kind zu ermöglichen, sensomotorisch eine normale Motorik – oder Anteile derselben – zu erfahren und diese eventuell zu erlernen. Die Motivierung eines Kindes durch sensomotorisch erfahrene Erfolgserlebnisse spielt deshalb in der Bobath-Therapie eine entscheidende Rolle. Notwendig ist daher auch, dem Kind wohlüberlegte Hilfestellungen zu geben, die ihm ermöglichen, aus pathologischen Bewegungs- und Haltungsmustern herauszukommen, noch bevor eine motorische Aktion beginnt, oder die das Abgleiten in solche während eines motorischen Ablaufes verhindern. Dies geschieht über sogenannte Schlüsselpunkte, über Tonusregulierung und über Hilfen zur Gleichgewichtskontrolle.

Über die Schlüsselpunkte ist es möglich, therapeutisch auf die Halte- und Bewegungsfunktionen Einfluß zu nehmen. Zerebralparetische Kinder setzen die ihnen noch zur Verfügung stehenden motorischen Schablonen der Reflexautomatismen (wie asymmetrisch-tonischer Nackenreflex, symmetrisch-tonischer Nackenreflex u.ä.) zur Haltungs- und Bewegungskontrolle ein. Die daraus entstehenden Störungen der Tonusverteilung können über krankengymnastische Techniken zum Teil oder weitgehend aufgelöst und normale Bewegungsabläufe eingeleitet werden. Neben der Kenntnis der Schlüsselpunkte, von denen aus eine Tonusverteilung und Einleitung von Bewegungen erfolgt, werden Impulse durch weitere Techniken gesetzt, die zentrale, ordnende (im Hinblick auf normale Bewegungsabläufe) Wirkungen auslösen sollen. Dies geschieht durch Anwendung von Druck und Zug, Belastung und Widerstand, die abhängig von der Art der Zerebralparese anzuwenden sind.

Weitere Techniken sind das "Placing" (Kontrolle der Haltung) und das "Tapping" (Normalisierung des Haltungstonus durch propriozeptive und taktile Stimulation). In dem hier vorgegebenen Zusammenhang ist es nicht unsere Aufgabe, auf Einzelheiten der Therapie einzugehen. Wir verweisen dazu auf das Buch von Feldkamp u. Danielcik (1982).

Mit der krankengymnastischen Behandlung nach Bobath steht eine Methode zur Verfügung, mit der auf den individuellen Entwicklungsgang eines Kindes und auf seine individuellen Probleme eingegangen werden kann. Schematisches therapeutisches Vorgehen nach vorgegebenen Entwicklungs- und Behandlungsprinzipien sind daher keine essentiellen Konditionen der Bobath-Therapie. Im Gegenteil: Von Therapeutinnen und Therapeuten wird die Fähigkeit verlangt, immer wieder neue Wege zu finden, dem Kind sensomotorische Erfahrungen eines normalen Bewegungsablaufes zu ermöglichen, die in die tägliche Erfahrungswelt des Kindes zu integrieren sind, und die von den Pflegepersonen übernommen werden müssen.

Ein wichtiger Bestandteil der Therapie nach Bobath ist daher, daß von den Pflegepersonen die therapeutischen Prinzipien in Alltagssituationen, die sich dafür eignen, mit hineingenommen werden. Die Anforderungen und der Anspruch einer solchen Therapie an Therapeutinnen und Therapeuten und an Eltern ist damit sehr hoch. Er kann nicht immer durchgehalten werden.

Die neurophysiologische Fundierung der Bobath-Therapie folgt ebenfalls, wie schon erwähnt wurde, den neurophysiologischen Vorstellungen der 20er und 30er Jahre. Aus den oben dargestellten Gründen (keine Errichtung eines starren Entwicklungskonzeptes) und aus der Tatsache, daß das therapeutische Konzept pragmatisch entstanden ist, und die sekundär herangezogenen, neurophysiologischen Erklärungsmodelle keine direkte Implikation auf die Ausübung der Therapie haben, kommt die Bobath-Therapie modernen Vorstellungen zur motorischen Entwicklung des Kindes entgegen. Das Grundprinzip (pathologische motorische Schablonen, die Haltung und Bewegung dominierend bestimmen und die normales sensomotorisches Lernen verhindern, sollen therapeutisch gehemmt, abgefangen und umgebahnt werden) läßt trotzdem die Akzeptanz individueller Entwicklungsverläufe zu und erlaubt eine Ausrichtung der Therapie nach den individuellen Gegebenheiten.

4 Effektivität krankengymnastischer Behandlungen auf neurophysiologischer Grundlage

Elisabeth Köng (1982), die sich ihr Leben lang – ebenso wie Vojta – für die Frühdiagnose und Frühtherapie von zerebralen Paresen eingesetzt hat, und dies auch heute noch tut, hat 1980 ihre eigene Lebensarbeit kritisch, nüchtern und vorurteilslos beurteilt, mit folgenden Konsequenzen:

- "Persistierende Muster" (von uns neurologische transitorische Syndrome, von Vojta zerebralparetische Bedrohung oder zentrale Koordinationsstörung genannt) glaubte man früher als Zerebralparese selbst werten zu müssen, was heute nicht mehr aufrechterhalten werden kann.
- Die definitive Diagnose ergibt nur der Verlauf.
- Die Frühtherapie kann potentielle Möglichkeiten optimieren, eine Heilung ist wohl nicht, oder nur bei sehr leichten Formen möglich.

Elisabeth Köng spricht damit aber auch aus, welche Möglichkeiten und Grenzen durch die Bobath-Therapie gegeben sind.

Von Vojta kann eine solche Einschätzung der Therapieerfolge nicht erwartet werden, da er eine sehr viel bessere Meinung von der Wirksamkeit seines Therapiekonzeptes hat. Wir haben jedoch im Laufe der Jahre genügend Kinder gesehen, die konsequent und korrekt von Anfang an und über Jahre nach der Methode von Vojta behandelt worden waren, und trotzdem nicht von einer spastischen Hemiparese oder von einer spastischen Diplegie verschont geblieben sind. Wir haben aber auch genügend Säuglinge gesehen, die nach den Ergebnissen einer korrekten Untersuchung nach Vojta als hoch gefährdet bezeichnet worden waren, und deren Eltern dringend eine Therapie angeraten wurde, um einer spastischen Zerebralparese zuvorzukommen. Viele dieser Kinder waren, nach Angaben der Eltern, in einem inadäquaten Verhaltenszustand bei der Untersuchung gewesen, sie hatten geschrien und sich gegen die Untersuchung gewehrt. Die allermeisten dieser Kinder zeigten, bei einer nichtbelastenden neurologischen Untersuchung, keinerlei auffällige Befunde und entwickelten sich im weiteren Verlauf unauffällig, auch ohne Therapie. Wir haben aber auch genügend Kinder gesehen, die im Verlaufe einer Vojta-Therapie nicht mehr dazu zu bringen waren, irgendeine Therapie über sich ergehen zu lassen, und die sich vehement und erfolgreich gegen jede motorische Anforderung zur Wehr setzten. Die psychischen Krisen, in die die Familien bei einem solchen Verhalten ihrer Kinder gerieten, sollen hier nur angedeutet werden (Michaelis 1982/83; Moini et al. 1982/83).

Worauf stützt sich dann der Anspruch von Vojta, Zerebralparesen als Krankheitsbild zum Verschwinden bringen zu können? Der Anspruch wird abgeleitet von der Vorstellung, daß schon Kinder mit einer zerebralparetischen Bedrohung behandelt werden müssen, womit das Auftreten der Pathologie einer spastischen Parese verhindert werden kann.

Vorbedingung dazu ist allerdings, daß das Kind nicht als "oligophren" eingestuft werden muß. Wir haben versucht darzustellen, daß mit den Bedingungen der Lagereflexologie viele Kinder als auffällig bezeichnet werden, die jedoch unter weniger rigiden Untersuchungsbedingungen normale neurologische Befunde zeigen. Wir haben weiterhin argumentiert, daß viele Säuglinge – mit oder ohne Risikoanamnese und Risikobefunde – neurologische Auffälligkeiten aufweisen, die später wieder bei der Mehrzahl der Kinder spontan verschwinden. Vojta glaubt sich gegen dieses, ihm nicht unbekannte neurologische Phänomen durch eine sehr strenge Beurteilung der pathologischen Befunde absichern zu können. Offenbar sind die Bewertungskriterien immer noch nicht streng genug, oder sie sind für den angestrebten diagnostischen Zweck inadäquat, denn: Werden die Kinder, die nach Vojta korrekt als zerebralparetisch bedroht (nicht als bereits zerebralparetisch) eingestuft worden waren, auch mit seiner Therapie behandelt, dann muß die Erfolgsquote sehr hoch sein, allerdings mit der Einschränkung, daß viele dieser Kinder weder nach unseren Kriterien diagnostisch auffällig waren, noch einer Therapie bedurft hätten (Michaelis u. Krägeloh-Mann 1988).

Sowohl bei der Therapie nach Vojta als auch bei der Therapie nach Bobath können Komplikationen auftreten, die zu einem Therapieabbruch zwingen. Die Kinder verweigern jegliche Mitarbeit, entweder durch den Einsatz schwerer Verhaltensstörungen oder durch effektive Verweigerungsmechanismen. Die elterliche Psyche und die Emotionen bleiben davon nicht unberührt, worauf an anderer Stelle hingewiesen wurde (Michaelis 1982/83, Moini 1982/83). Haardt u. Raible (1988) haben gezeigt, welche Strategien solche Kinder zur Verweigerung einsetzen. Sie haben aber auch Wege gewiesen, wie ein Kind wieder zur Mitarbeit motiviert werden kann. Nach unserer, inzwischen langjährigen Erfahrung ist keine von den beiden Therapien "schlechter" oder "besser". Wohl aber gibt es Indikationen für die Wahl des einen oder anderen therapeutischen Vorgehens. Die Wahl hat sorgfältig zu geschehen, da auch eine krankengymnastische Therapie überlegt und mit einer gezielten Indikation zu verordnen ist. Nicht zu verfahren ist, wie dies heute häufig genug geschieht: Die Verordnung einer krankengymnastischen Therapie könne ja auf keinen Fall schaden.

Man würde uns, aber auch Köng, mißverstehen, wenn uns unterstellt wird, wir hielten krankengymnastische Therapien für überflüssig. Ob ein Kind mit einer spastischen Diplegie durch eine Therapie in die Lage versetzt wird, sich zum Beispiel im Hause frei bewegen zu können, wenn auch mit pathologischen Mustern, oder ob es dazu nicht in der Lage ist, bedeutet für das Kind einen grundsätzlichen Unterschied in der Fähigkeit, sein späteres Leben selbst zu gestalten und zu führen. Bis heute ist keine krankengymnastische oder andersgeartete Therapie in der Lage, die Ausbildung einer spastischen Zerebralparese zu verhindern; wohl aber kann eine Krankengymnastik, der es gelingt, die Mitarbeit des Kindes zu gewinnen, überraschende Entwicklungsschritte auslösen, die dann zu bemerkenswerten funktionellen Verbesserungen der Motorik und damit zu optimaleren Lebensbedingungen führen können. Daß auch Vojta solchen Überlegungen offen gegenübersteht, zeigt eine kürzlich von ihm publizierte Arbeit (Vojta 1987) über die Verbesserung (nicht Heilung) der motorischen Fähigkeiten bei Kindern mit einer Zerebralparese durch eine krankengymnastische Behandlung.

Literatur

Bobath B, Bobath K (1983) Die motorische Entwicklung bei Zerebralparesen, 2. Aufl. Thieme, Stuttgart

Feldkamp M, Danielcik J (1982) Krankengymnastische Behandlung der zerebralen Bewegungsstörung, 3. Aufl. Pflaum, München

Haardt U, Raible C (1988) Krankengymnastik bei Kindern, die eine Therapie verweigern. In: Entwicklungsbegleitende Frühförderung - eine interdisziplinäre Frühförderung. Eigenverlag der Vereinigung für Interdisziplinäre Frühförderung, München

Haas G (1988) Entwicklung der Körperhaltung im Stehen. Kinderarzt 19: 139-140

Haas G, Buchwald-Saal M, Leidig E, Mentzel H (1986a) Improved outcome in very low birth weight infants from 1977 to 1983. Eur J Pediatr 145: 337-340

Haas G, Asprion B, Leidig E, Buchwald-Saal M, Mentzel H (1986b) Obstetrical and neonatal risk factors in very low birth weight infants related to their neurological development. Eur J Pediatr 145: 341-346

Köng E (1965) Frühdiagnose und Frühbehandlung cerebraler Bewegungsstörungen mit Demonstration von Behandlungsresultaten. Praxis 54: 1280

Köng E (1968) Die Frühbehandlung cerebraler Bewegungsstörungen. Monatsschr Kinderheilk 116: 218

Köng E (1982) Änderung der Situation der zerebralen Bewegungsstörungen, beeinflußt durch Prävention und Frühtherapie. Pädiat Fortbildk Praxis 53: 1-9

Landau A (1923) Über einen tonischen Lagereflex bei älteren Säuglingen. Klin Monatsschr 2: 1253

Magnus R (1924) Körperstellung. Springer, Berlin

Magnus R, de Kleijn A (1912) Die Abhängigkeit des Tonus der Extremitätenmuskeln von der Kopfstellung. Pflügers Arch Physiol 145: 455-548

Michaelis R (1982/1983) Die Belastung der Eltern-Kind-Beziehung durch therapeutische Maßnahmen. Pädiat Prax 27: 629-634

Michaelis R (1985) Überlegungen zur motorischen und neurologischen Entwicklung des Kindes. Monatsschr Kinderheilkd 133: 417-421

Michaelis R, Krägeloh-Mann I (1988) Früherkennung neurologischer Ausfälle und psychomotorischer Retardierungen bei Kindern. In: Spranger J (Hrsg) Früherkennung und Verhütung von Behinderungen im Kindesalter. Umwelt und Medizin Verlagsges., Frankfurt/M.

Moini AR, Schlack H-G, Ebert D (1982/1983) Frühbetreuung entwicklungsgestörter Kinder. Verhaltensstörungen bei Säuglingen und Kleinkindern durch inadäquate krankengymnastische Behandlung. Pädiat Prax 27: 635-640

Peiper A (1956) Die Eigenart der kindlichen Hirntätigkeit. Thieme, Leipzig

Rademaker GGJ (1931) Das Stehen. Springer, Berlin

Schaltenbrand G (1928) The development of human motility and motor disturbances. Arch Neurol Psychiatry 20: 720-730

Touwen BCL (1984) Normale neurologische Entwicklung: Die nichtbestehende Inter- und Intra-Item-Beziehungen. In: Michaelis R, Nolte R, Buchwald-Saal M, Haas G (Hrsg) Entwicklungsneurologie. Kohlhammer, Stuttgart, S 17-24

Vojta V (1987) Zur Prognose der spätbehandelten cerebralparetischen Kinder. Kinderarzt 18: 1161-1172

Vojta V (1988) Die zerebralen Bewegungsstörungen im Säuglingsalter, 5. Aufl. Enke, Stuttgart

Ergebnisse der Frühbehandlung infantiler Zerebralparesen

Dieter Karch

1 Einleitung

In der Medizingeschichte sind zahlreiche Behandlungsmethoden von Patienten mit zerebralen Bewegungsstörungen dokumentiert. Sie variieren in Abhängigkeit von Zeitalter und Kultur. Während in der Antike der warme Sand des Mittelmeerstrandes zum Üben und Behandeln diente, werden noch heute in Indien bewegungsgestörte Kinder einer speziellen Massage des ganzen Körpers unterzogen.

Eine systematische Behandlung von zerebralen Bewegungsstörungen wurde in den 30er Jahren in den USA vor allem von Phelps in Maryland propagiert. In Deutschland initiierten Eltern spastisch bewegungsgestörter Kinder eine kontinuierliche und intensive Behandlung. Es wurden Spastikervereine auf örtlicher Ebene gegründet, aus denen die Sonderkindergärten hervorgingen. Bald wurde eine möglichst frühe Therapie angestrebt, Bemühungen, die mit dem Namen von Köng (1966) und Bobath (1967) eng verknüpft sind. Die physikalische Therapie gewann ein immer größeres Gewicht gegenüber der Versorgung mit orthopädischen Hilfsmitteln, der operativen Korrektur von Hüftgelenksanomalien, Muskel- und Sehnenkontrakturen.

Trotz jahrzehntelanger Beschäftigung mit der Behandlung von zerebralen Bewegungsstörungen sind zahlreiche Fragen noch nicht beantwortet und viele Probleme nicht gelöst:

- Ätiologie und Pathogenese sind offensichtlich sehr unterschiedlich und sowohl theoretisch als auch praktisch nicht voll verstanden.
- Definition und Klassifikation der zerebralen Bewegungsstörungen erfolgen immer noch nicht einheitlich.
- Die neurophysiologischen Bedingungen, welche zur Veränderung des Muskeltonus, insbesondere auch zur Spastik, führen, sind immer noch umstritten und Gegenstand wissenschaftlicher Untersuchungen.
- Alle Behandlungsmethoden, die bisher entwickelt und durchgeführt wurden, beruhen auf unterschiedlichen theoretischen Konzepten, die den neuen Erkenntnissen der Entwicklungsneurologie nicht mehr entsprechen.
- Die Therapieziele sind von Behandlungsmethode zu Behandlungsmethode unterschiedlich definiert.
- Die Früherkennung von zerebralen Bewegungsstörungen und die damit verbundene Indikation zu einer Frühtherapie sind umstritten.
- Die Beendigung einer Behandlung wird unterschiedlich gehandhabt, die Ergänzung der grobmotorisch orientierten Behandlung zu einer perzeptiv und feinmotorisch orientierten Therapie wird nicht einheitlich gehandhabt.

- Der Stellenwert von orthopädischen Hilfsmitteln wie z.B. Schienen, Rollstuhl, Stehbrett und orthopädischen Operationen wird von den behandelnden Ärzten und Therapeuten unterschiedlich beurteilt.
- Schließlich sind die Langzeiterfolge der systematischen physikalischen Behandlung wissenschaftlich immer noch nicht eindeutig erforscht.

Alle diese offenen Fragen sind zu berücksichtigen, wenn man sich ein Urteil über die vorliegenden Ergebnisse der Frühbehandlung von infantilen Zerebralparesen erlauben will.

2 Definition und Klassifikation

Little (1862) war einer der ersten Autoren, der den Zusammenhang zwischen dem Auftreten von zerebralen Bewegungsstörungen und perinatalen Komplikationen beschrieb. Freud hat erstmals versucht die infantile Zerebrallähmung systematisch einzuteilen (1897), diese Einteilung wurde später von Ingram (1955, 1984) sowie von Hagberg (1973) modifiziert. Die Definition der infantilen Zerebralparese wurde 1959 durch den "Little Club" beschrieben: die "cerebral palsy" als eine persistierende Erkrankung der Bewegung und Haltung, die in der frühen Kindheit auftritt und auf einer entwicklungsbedingten, nichtprogressiven Schädigung des Gehirns beruht. Bobath (1980) ergänzt diese Definition, indem er darauf hinweist, daß die Schädigung das unreife Gehirn trifft und mit der Reifung des Gehirns interferiert.

Michaelis u. Edebol-Tysk (1987) haben aufgrund eigener Untersuchungen bei über 200 tetraparetischen Kindern die folgende Definition gegeben und eine praktikable Einteilung vorgeschlagen: Zerebralparesen sind bleibende, nichtprogrediente, im Erscheinungsbild sich ändernde Störungen der Haltung und Bewegung, mit mehr oder weniger starker Beeinträchtigung auch der kognitiven und sprachlichen Entwicklung. Die motorischen Störungen äußern sich als spastische Paresen, als Ataxien und Dyskinesien. Das sich entwickelnde zentrale Nervensystem ist durch pränatale, natale, neonatale und postnatale schädigende Faktoren in seiner Funktion beeinträchtigt und morphologisch alteriert.

Die folgenden Syndrome können unterschieden werden:
1. Spastische Syndrome (spastische Tonuserhöhung der Muskulatur, gesteigerte Muskeleigenreflexe und sog. Pyramidenbahnzeichen) wie z.B. die spastische Hemiparese und spastische Tetraparese.
2. Ataktisches Syndrom.
3. Dyskinetische Syndrome.

Zusammen mit der Klassifikation der verschiedenen Syndrome sollen immer der Schweregrad, die Lokalisation und zusätzliche Störungen des Intellekts, der Sprache und der Wahrnehmung angegeben werden.

Von den Autoren wird eine hypotone Form der Zerebralparese nicht definiert. Bei einem durchgehend hypotonen Grundmuster bestehen oft angeborene Mißbildungen des ZNS, eine Schädigung des zweiten Neurons (neuromuskuläre Erkrankung) oder neurodegenerative Erkrankungen. Auch wenn man sich dieser strengen Aussonderung der hypotonen zerebralen Bewegungsstörung aus dem Formenkreis der infantilen Zerebralparese nicht anschließen kann, so muß man die

Aufforderung unterstreichen, Kinder mit solchen Symptomen besonders sorgfältig diagnostisch abzuklären.

3 Ursachen

Bereits Freud hat darauf hingewiesen, daß die Ursachen der zerebralen Lähmungen nicht immer zu klären sind. Häufig ist die Entstehung einer zerebralen Schädigung Folge von mehreren negativen Ereignissen und Faktoren, die sich in ihrer Wirkung potenzieren können (Karch 1982). Nelson u. Ellenberg (1981) stellten bei der Auswertung der großen prospektiven Studie bei 49.000 Kindern in den USA fest, daß etwa 3/4 der Kinder, die eine schwere perinatale Hypoxie erlitten hatten, im Alter von 7 Jahren neurologisch intakt waren. Die perinatale Hypoxie hat also nur bei einem Teil der Kinder zur infantilen Zerebralparese geführt. Ein wichtiger Risikofaktor ist dagegen ein niedriges Geburtsgewicht, bei dem in der prospektiven Studie ein 27faches Risiko für die Entstehung einer Zerebralparese nachgewiesen wurde (Ellenberg u. Nelson 1979).

Die Inzidenz der Zerebralparesen ist in den letzten 20 Jahren aber nicht wesentlich zurückgegangen (Kiely et al. 1984), trotz der großen Fortschritte der perinatalen Medizin. Dies mag darauf beruhen, daß ein Teil der Kinder nun ohne Schäden Komplikationen übersteht und ein anderer Teil, der früher vielleicht verstorben wäre, nun mit zerebralen Schäden überlebt.

4 Neuroanatomische und neurophysiologische Grundlagen

Defekte, die zu einer infantilen Zerebralparese führen können, sind sehr unterschiedlich. Bei unreifen Neugeborenen ist der Bereich der stammgangliennahen Seitenventrikel bedroht durch ischämische Nekrosen oder subependymale Blutungen, die sich weiter ausdehnen können und die absteigenden motorischen Bahnen sowie den Thalamus selbst schädigen können. Bei reifen Neugeborenen können kortexnahe Hirnregionen im Rahmen einer hypoxisch-ischämischen Ischämie geschädigt werden. Bei langfristig beatmeten Neugeborenen sieht man auch disseminierte Nekrosen im Bereich der Stammhirnbezirke (Pape u. Wigglesworth 1979; Karch 1982; Wigglesworth 1984).

Die Auswirkung dieser frühen Schädigungen manifestieren sich oft später, so daß der Schweregrad einer zerebralen Bewegungsstörung zunächst nicht sicher beurteilt werden kann. Welche Frühzeichen aber für das Auftreten einer infantilen Zerebralparese typisch oder beweisend sind, darüber wird seit langem gestritten (s. Beitrag von Michaelis et al., S. 105).

Die neurophysiologischen Grundlagen für die klinische Symptomatik der infantilen Zerebralparese, insbesondere auch der spastischen Bewegungsstörungen, ist bis heute noch nicht geklärt. Es steht fest, daß die strukturell eigentlich intakte spinale Ebene "falsch funktioniert", infolge der abnormen Einflüsse des zentralen Nervensystems insgesamt. Diskutiert werden eine Hypersensitivität des Gamma-Fasersystems, Störungen in der Regulation der Alpha-Motorik, Störungen der interneuralen Verbindungen auf der spinalen Ebene usw. (Henatsch u. Windhorst 1981; Harrison 1988). Zu berücksichtigen ist, daß bei spastischen Paresen häufig auch dyskinetische und ataktische Symptome bestehen, die auf multilokuläre oder diffuse Hirnläsionen hinweisen.

Berücksichtigt man die Unterschiede von Ausmaß und Lokalisation, ist die Frage zu stellen, auf welcher neuroanatomischen/neurophysiologischen Grundlage die Behandlungserfolge beruhen sollen. Diskutiert werden das Aussprossen von neuen synaptischen Verbindungen, die Übernahme von Aufgaben bestimmter Neuronen, die dafür bisher nicht prädestiniert waren, aber nicht geschädigt sind und die Reorganisation bestimmter Funktionsbereiche. Wie bereits von Michaelis et al. (s. S. 105) ausgeführt, muß man sich dabei von dem Gedanken freimachen, daß eine Behandlung nur auf einem reflexologisch geordneten Entwicklungsmodell zu beruhen hat oder daß es nur gelte, die von Bobath formulierten 3 wesentlichen pathologischen Faktoren zu bekämpfen: gestörte reziproke Innervation von Agonisten und Antagonisten der Skelettmuskulatur, Störung des Muskeltonus, Bestehen von pathologischen Haltungs- und Reflexmustern.

Die Kontrolle der motorischen Koordination folgt beim Menschen nicht einem strengen hierarchischen System. Sie wird durch ständige Rückmelde-Informationen aus der Peripherie in einem automatisierten System und durch eine vorbereitende Vorwärtskontrolle in einem sog. offenen System gesteuert (s. Beitrag über Kontrolle der motorischen Funktionen, S. 17). Alle vorliegenden Untersuchungen weisen darauf hin, daß es wichtig ist, auch für das Lernen von motorischen und perzeptiven Fähigkeiten gezielt, einsichtsvoll, selbstkontrollierend und unter bestmöglicher Motivation zu lernen. Passive Manipulationen, Inhibition des abnormen Muskeltonus alleine oder aufgezwungene Bewegungsabläufe können schon aus theoretischen Gründen nur zu Teilerfolgen führen. In dem Beitrag: Theorie und Praxis krankengymnastischer Methoden auf neurophysiologischer Grundlage von Michaelis et al. (s. S. 105) wurde hierauf genauer eingegangen.

5 Ergebnisse der krankengymnastischen Frühbehandlung

Paine (1962) verglich den Verlauf von 74 Patienten mit einer zerebralen Bewegungsstörung ohne Therapie mit dem von 103 Kindern, die eine intensive "neurodevelopmental therapy" (nach den Vorstellungen von Bobath) und orthopädische Behandlung erfahren hatten. Er sah bei den schwer erkrankten Kindern keine Effekte, insbesondere auch keine Reduktion der orthopädischen und operativen Eingriffe. Relativ gute Erfolge fanden sich bei den leichteren Fällen einer infantilen Zerebralparese.

Wright u. Nicholson (1973) führten eine prospektive, kontrollierte Studie an 47 Kindern durch, die jeweils für 6 Monate behandelt bzw. nicht behandelt worden waren. Sie überprüften die Dorsalflexion im Sprunggelenk, die Abduktion im Hüftgelenk und das Auftreten und Verschwinden der sog. primitiven Reflexe. Die Kinder waren höchstens 6 Jahre alt, hatten aber ein sehr niedriges Entwicklungsalter, dementsprechend sie auch in Gruppen zusammengefaßt wurden. Erfolge einer Therapie ließen sich nur bei den Kindern nachweisen, die ein Entwicklungsalter zwischen 6 und 12 Monaten hatten. Dabei waren 26 Kinder 1 Jahr in der Studie verblieben, von denen 9 Kinder 6 Monate behandelt und 6 Monate nicht behandelt worden waren (eigene Kontrolle). 10 Kinder wurden überhaupt nicht und 7 durchgehend physiotherapeutisch behandelt. Dies war die erste kontrollierte, prospektive Studie.

Sellick u. Over (1980) überprüften die Wirksamkeit einer vestibulären Stimulation bei Kindern mit einer Zerebralparese und fanden keine Verbesserung der motorischen Entwicklung.

Die Erfolge einer Therapie nach Doman und Delacato bei der Behandlung von Kindern mit Zerebralparese sind bisher nie in einer kontrollierten oder auch nur prospektiv durchgeführten Studie überprüft worden. Dennoch erfreut sich diese Methode auch in jüngster Zeit wieder großer Beliebtheit, obwohl die neurophysiologischen Grundlagen dieser Behandlungsversuche aus den Anfängen der Beschäftigung mit der Entwicklung des zentralen Nervensystems stammen. Cohen et al. haben hierauf bereits 1970 hingewiesen. Besonders grotesk ist die Vorstellung, daß passive Bewegungsübungen, die simultan an mehreren Extremitäten (von mehreren Personen) durchgeführt werden, zu einer Verbesserung der aktiven Motorik führen sollen. Die American Academy of Pediatrics (1982) hat offiziell Stellung gegen diese Art von physikalischer Therapie bezogen, wodurch wohl nur noch eine zusätzliche Publizität erreicht worden ist.

Eine gute, prospektiv geplante und kontrollierte Studie über die Wirksamkeit der krankengymnastischen Übungsbehandlung bei Kindern mit einer spastischen Diplegie wurde von Palmer et al. (1988) vorgelegt. 48 Kinder im Alter zwischen 12 und 19 Monaten, wurden entweder 12 Monate einer krankengymnastischen Übungsbehandlung nach Bobath unterzogen oder zunächst 6 Monate beschäftigungstherapeutisch gefördert und danach 6 Monate krankengymnastisch behandelt. Zu Beginn, nach 6 Monaten und am Ende der Studie wurden die Kinder ausführlich nach ihren neurologischen, motorischen, kognitiven und sonstigen Fähigkeiten untersucht. Überraschenderweise stellte sich bei der Zwischenuntersuchung im Alter von 6 Monaten heraus, daß die Kinder, die nicht krankengymnastisch behandelt worden waren, besser abschnitten.

Sie hatten ein "Stimulationsprogramm", das die sensorische, sprachliche, motorische und kognitive Aktivität fördern sollte, erfahren. Nach insgesamt 12monatiger Therapie waren immer noch leichte Vorteile der Entwicklung in dieser Gruppe zu erkennen gegenüber der Gruppe, die nur krankengymnastisch behandelt worden war.

In 2 weiteren Studien wurde überprüft, inwieweit Risiko-Neugeborene von einer Therapie profitieren können, die schon nach dem errechneten Termin begann (Piper et al. 1986) oder im Alter von 3 Monaten eingeleitet wurde (Goodman et al. 1985). In beiden Studien wurde eine randomisierte Kontrollgruppe nicht prophylaktisch, sondern erst nach Auftreten von neurologischen Symptomen behandelt. Nach 12 Monaten wurden die Behandlungsergebnisse verglichen. Statistisch signifikante Unterschiede fanden sich zwischen den beiden Gruppen jeweils nicht. Allerdings hatte nur 1 Kind aus der Studie von Piper et al. (1986) eine spastische Zerebralparese, bei insgesamt 10 neurologisch auffälligen Kindern, entwickelt.

In Skandinavien wurden 2 prospektive, kontrollierte Studien zur Wirksamkeit der krankengymnastischen Übungsbehandlung auf neurophysiologischer Grundlage nach Vojta durchgeführt. Brandt et al. (1980) selektierten aus einem Kollektiv von 5 Monate alten Säuglinge 34 Kinder, bei denen mindestens 4 Lagereaktionen (nach Vojta) abnorm ausgefallen waren. 15 Kinder wurden behandelt, 19 Kinder nur nachuntersucht bzw. z.T. auch nach Bobath behandelt. Nach dem 1. Lebensjahr hatten 3 Kinder aus der Behandlungsgruppe und 6 Kinder aus der nichtbehandelten Gruppe eine infantile Zerebralparese. In der Gruppe von nichtbehandelten Kindern waren 4 sog. unkomplizierte infantile Zerebralparesen zu beobachten, d.h. nach der Definition von Vojta Zerebralparesen ohne mentale oder sonstige Zusatzsymptome.

D'Avignon et al. (1981) führten in Schweden eine ähnliche Studie durch, bei der 30 Kinder im Alter von 6 Monaten, die 5-6 abnorme Lagereaktionen aufwiesen, erfaßt wurden. 12 von ihnen wurden nach Bobath, 10 nach Vojta und 8 gar nicht behandelt. Wiederum war der Anteil der unkomplizierten infantilen Zerebralparese in der nach Vojta behandelten Gruppe geringer (1/10) als der nach Bobath behandelten (3/12) oder bei der Kontrollgruppe (2/8). Die Unterschiede waren statistisch nicht signifikant. Dennoch glauben die Autoren ebenso wie Brandt et al. (1980) einen positiven Effekt der Vojta-Therapie daraus ableiten zu können.

Kanda et al. (1986) verglichen die Entwicklung und die neurologischen Befunde bei Kindern, die im Alter von 4 - 4 1/2 Jahren retrospektiv in 2 unterschiedliche Behandlungsgruppen eingeteilt worden waren. In der einen Gruppe waren Kinder, die bis zum Alter von 9 Monaten bereits 6 Monate behandelt worden waren, in der anderen Gruppe diejenigen Kinder, die erst nach dem 9. Lebensmonat krankengymnastisch behandelt worden waren. Behandlungskriterien waren bei allen Kindern mindestens 5 abnorme Lagereaktionen nach Vojta. 194 Kinder waren schon vor dem 9. Lebensmonat behandelt worden, von diesen entwickelten 8 (4,1%) eine spastische Diparese; 662 Kinder waren nach 9 Monaten behandelt worden, von diesen entwickelten 21 (3,2%) eine spastische Diparese. Diese beiden Untergruppen wurden miteinander verglichen. Dabei zeigte sich, daß die Frühbehandelten im Mittel mit 22 Monaten und die später Behandelten erst mit 31 Monaten frei laufen lernten, obwohl in der ersten Gruppe deutlich mehr Kinder mit erheblichen zerebralen Schädigungen (durch Computertomographie verifiziert) zu finden waren. Das Gangbild der frühbehandelten Kinder war auch besser, als das der später Behandelten. Die Autoren betonen aber, daß Zeichen einer neurologischen Störung dennoch zu erkennen waren.

Vojta selbst stellt in der neuesten Auflage seines Buches (1988) die Ergebnisse einer Studie vor, bei 858 Kindern, die bis zum Alter von 8 Monaten im Kinderzentrum München vorgestellt worden waren und abnorme neurologische Befunde aufgewiesen hatten. 713 Kinder wurden systematisch behandelt, wobei die Therapie aber ambulant, z.T. weit außerhalb von München von niedergelassenen Krankengymnasten durchgeführt worden war. Bei ambulanten Kontrollen wurde das Therapieergebnis überprüft und auch die Beendigung der Therapie besprochen. Von 258 Kindern mit einer leichten Störung (4-5 abnorme Lagereaktionen) waren 5 Kinder später motorisch unauffällig, aber geistig behindert. Von 328 mittelschweren zentralen Koordinationsstörungen (6-7 Lagereaktionen abnorm) manifestierte sich später bei 11 Kindern eine infantile Zerebralparese und von 70 schweren Störungen (alle Lagereaktionen abnorm und zusätzlich schon Veränderungen des Muskeltonus) entwickelten 26 Kinder eine infantile Zerebralparese. Da es keine Kontrollgruppe zu dieser Untersuchungsserie gibt, vergleicht Vojta seine Behandlungsergebnisse mit Verlaufsuntersuchungen aus Japan bei 211 Kindern, die vom Säuglingsalter an ohne spezielle Behandlung beobachtet worden waren, obwohl auch bei ihnen abnorme Lagereaktionen bestanden (Imamura et al. 1983). In der japanischen Serie haben 31% (von 13) Kindern mit mittelschwerer "ZKS" und 37,5% (von 24) Kindern mit schwerer "ZKS" schließlich eine Zerebralparese entwickelt. Die Vergleichszahlen bei Vojta lauten dagegen: 3,35% bzw. 51,42%. Aus dem geringen Anteil von Kindern mit mittelschwerer "ZKS" die in der Münchner Studie eine Zerebralparese entwickelt haben, schließt Vojta, daß er in seinem Kollektiv ca. 120 Kindern eine Zerebralparese erspart habe.

Betrachtet man sich allerdings die Ausgangswerte der beiden Kollektive genauer, soweit dies aus den mitgeteilten Daten von Vojta möglich ist, so sieht man doch erhebliche Unterschiede zwischen den beiden. So ist der Anteil der Kinder mit anderen Syndromen, d.h. Kinder mit zusätzlicher Oligophrenie oder mit genetisch bedingten ZNS-Veränderungen, in der japanischen Serie wesentlich höher als in der Serie, die von Vojta behandelt worden ist. In der Gruppe mit mittelschwerer "ZKS" sind in der japanischen Serie etwa 6mal mehr Kinder mit "anderen Syndromen" zu finden.

Vojta argumentiert weiter, daß der Anteil der Kinder mit unkomplizierten Zerebralparesen, das sind Kinder, bei denen keine zusätzlichen Intelligenz- oder erhebliche Wahrnehmungsprobleme existieren, in seinem Kollektiv nach Behandlungsabschluß relativ gering ist, im Vergleich zu den Serien aus Schweden oder aus Australien. Der Vergleich zwischen diesen Studien ist aber nur mit großen Einschränkungen möglich, da es sich bei der Untersuchungsserie von Vojta um eine Stichprobe, aber nicht um eine epidemiologische Untersuchung handelt. Wie diese Stichprobe im einzelnen zustandegekommen ist, bleibt vollkommen offen.

Zu Recht führt Vojta daher noch eine weitere japanische Studie an, bei der alle "CP-bedrohten" Kinder eines Stadtgebietes von Osaka, die 1979 geboren, behandelt und neurologisch nachuntersucht worden sind. Von 5.455 Säuglingen wurden 79 im Alter von 5 Monaten wegen mittelschwerer und schwerer zentraler Koordinationsstörung ausgewählt und eine Behandlung empfohlen. 64 wurden behandelt und nachuntersucht. Davon entwickelten nur 2 eine spastische Diparese, 1 Kind eine Mehrfachbehinderung und 1 Kind eine Tetraplegie mit Epilepsie. Die Inzidenz der Zerebralparese betrug damit nur 0,73 ‰, woraus Vojta schließt, daß etwa die Hälfte der von CP bedrohten Kinder durch die Frühbehandlung geheilt worden sind. So wünschenswert dieses Ergebnis wäre, so wenig ist es leider durch diesen Vergleich statistisch beweisbar.

Ein weiteres Problem bleibt auch nach der Auswertung der Studie von Vojta offen. Wie groß ist nun der prädiktive Wert der von Vojta angewandten Methode zur Früherkennung von infantilen Zerebralparesen bei etwa 2 - 4 Monate alten Säuglingen? In der Studie wurden die Befunde von Säuglingen mit unterschiedlichem Alter zusammengefaßt ("einschließlich 8 Monate"). In diesem Alter sind manifeste Symptome einer Zerebralparese oft schon zu erkennen. Bei Kindern im Alter von ca. 3 Monaten findet man dagegen nur in schweren Fällen bereits eindeutige Symptome. Wieviele abnorme Lagereaktionen bestehen müssen, um mit großer Wahrscheinlichkeit eine "zerebralparetische Bedrohung" zu erkennen, läßt sich aus den vorgelegten Daten nicht ableiten.

6 Langfristige Nachuntersuchungen

Keine der zitierten Studien kann auf langfristige Nachuntersuchungen der Kinder verweisen. Die Behandlung wird beendet, wenn freies Laufen erreicht ist oder neurologische Symptome nicht mehr im Vordergrund stehen. Daher verdient die retrospektive Studie von Frey u. Schneider (1987) über die langfristige Entwicklung von Kindern, bei denen vor Beendigung des dritten Lebensjahres die krankengymnastische Behandlung abgeschloßen werden konnte, besondere Aufmerksamkeit. Die Kinder waren im Mittel 12 Monate nach der Bobath-Methode behandelt worden. Fast die Hälfte der Kinder zeigte eine auffällige Sprachentwicklung, ebenso groß war der Anteil verhaltens- oder lerngestörter Kinder. 28 von den 60 untersuchten Kindern der Jahrgänge 1967 - 1969 hatten bei Beginn der Studie eine kinderpsychiatrische, schulpsychologische oder sonderpädagogische Hilfe in Anspruch genommen. Sicher, es handelt sich um eine retrospektive Studie, eine Kontrollgruppe fehlt, dennoch erscheinen die Ergebnisse nicht unwahrscheinlich.

7 Zusammenfassung und Diskussion

Die Ergebnisse prospektiver, kontrollierter Studien sind ernüchternd. Offensichtliche Erfolge sind nur bei leichteren Formen zu erzielen. Dagegen stellen sich deutliche Behandlungseffekte scheinbar dar, wenn man retrospektiv Gruppenvergleiche versucht (Kanda et al. 1986; Vojta 1988). Allerdings werden auch bei diesen beiden Untersuchungsserien vor allem die Behandlungserfolge bei der spastischen Diparese diskutiert. So wurden von Kanda et al. (1986) Kinder mit schwereren Formen einer Zerebralparese hinsichtlich dem Beginn der Therapie und ihren Erfolgsaussichten nicht studiert. Vojta hebt hervor, daß durch seine Behandlung leichtere Formen (ohne zusätzliche zerebrale Defekte) eine gute Aussicht auf Heilung hätten, wenn sie nur früh und intensiv genug behandelt werden würden. Behandelt man prophylaktisch Kinder mit hohem Risiko, so ergeben sich keine statistisch signifikanten Unterschiede zwischen den behandelten und nichtbehandelten Kindern am Ende des 1. Lebensjahres. Dies zeigen die prospektiven, kontrollierten Studien und dies wird auch von Vojta (1988) betont.

Bestehen schon alle Symptome einer zerebralen Bewegungsstörung bzw. einer infantilen Zerebralparese, so sind die Behandlungserfolge ebenfalls nur zum Teil nachvollziehbar (Vojta 1987). Aus einer Studie (Palmer et al. 1988) geht hervor, daß eine spezielle krankengymnastische Übungsbehandlung alleine nicht ausreicht, um die Entwicklung der Kinder – auch im motorischen Bereich – zu verbessern.

Die zitierten Studien sind in keiner Weise ideal und erlauben zahlreiche kritische Anmerkungen: Die Dauer der Behandlung ist von Studie zu Studie unterschiedlich. Die Behandlung erfolgt im häuslichen Umfeld, inwieweit die gewünschten Behandlungsmaßnahmen wirklich durchgeführt worden sind, ist nicht überprüft worden. Ebensowenig weiß man wie die Mutter-Kind- oder Kind-Therapeut-Interaktionen einzuschätzen sind, in welchem psychosozialen Umfeld und unter welchen ökonomischen Bedingungen die Behandlungen erfolgten. Untersucht wurde auch nie die Einstellung der Eltern zu der Erkrankung des Kindes, ihre Ängste und ihre Hoffnungen. Diese Einstellung ändert sich durch die intensiven zusätzlichen Maßnahmen im Rahmen der therapeutischen Bemühungen alleine schon durch die stetige Information über die tatsächlichen Möglichkeiten des Kindes. Daß diese Fragen von großer Wichtigkeit für die Behandlung sind, wird im folgenden Beitrag von Schlack dargelegt.

Der Optimismus von Therapeuten und Ärzten, die die Behandlung durchführen bzw. verordnen, resultiert offensichtlich aus vielen, zumindest kurzfristig zu beobachtenden positiven Veränderungen: Besserung des Muskeltonus, der Haltung, Besserung des Bewegungsablaufes, Vermeidung von sekundären Schäden (Kontrakturen, Hüftgelenksveränderungen) – funktionelle Veränderungen, die einen überschießenden Optimismus allerdings ebensowenig rechtfertigen wie einen absoluten Therapie-Pessimismus.

Eine vernünftige Aufklärung der Eltern über die zu erwartenden Möglichkeiten der Therapie ist notwendig. Auf keinen Fall darf den Eltern alleine die Verantwortung zugeschoben werden, wenn trotz intensiver krankengymnastischer Übungsbehandlungen der gewünschte Erfolg sich nicht einstellt. Die Therapiepläne müssen den psychischen Zustand, den Charakter des Kindes, seine Ängstlichkeit, seine Abwehrreaktionen mitberücksichtigen, ebenso wie die psychosozialen Bedingungen der Familie und die Lebenseinstellung der Eltern selbst (s. Beitrag Schlack., S. 127). Nur so können auch zahlreiche sekundäre psychische Probleme in einer Familie mit behinderten Kindern vermieden werden.

Literatur

American Academy of Pediatrics (1982) Policy statement: the Doman-Delacato treatment of neurologically handicapped children. Pediatrics 5:810-811

Bobath B (1967) The very early treatment of cerebral palsy. Dev Med Child Neurol 9:373-390

Bobath K (1980) A neurophysiological basis for treatment of cerebral palsy. Clin Dev Med, Vol 75. S.I.M.P., London; Blackwell, Oxford; Lippincott, Philadelphia

Brandt S, Lonstrup HV, Marner T, Rump KJ, Selmar P, Schack LK, d'Avignon M, Noren L, Arman T (1980) Prevention of cerebral palsy in motor risk infants by treatment ad modum Vojta. A controlled study. Acta Paediat Scand 69.283-286

Cohen HJ, Birch HG, Taft LT (1970) Some considerations for evaluating the Domen-Delacato "patterning" method. Pediatrics 45:302

d'Avignon M, Noren L, Arman T (1981) Early physiotherapy ad modum Vojta or Bobath in infants with suspected neuromotor disturbance. Neuropediatrics 12:232-241

Ellenberg JH, Nelson KB (1979) Apgar scores as a predictor of chronic neurologic disability. Pediatrics 68: 36-44

Freud S (1897) Die infantile Cerebrallähmung. Wien, Hölder

Frey C, Schneider R (1987) Zur langfristigen Entwicklung zerebralbewegungsgestörter Kinder. Z Kinder Jugendpsychiat 15:134-145

Goodman M, Rothberg AD, Houston-McMillan JE, Cooper PA, Cartwright JD, van de Velde MA (1985) Effect of early neurodevelopmental therapy in normal and at risk survivors of neonatal intensive care. Lancet II 1327-1330

Hagberg B (1973) Klinische Syndrome bei Cerebralparesen. Eine umfassende neuropädiatrische Studie. Monatsschr Kinderheilk 121:259-264

Harrison A (1988) Spastic cerebral palsy: Possible spinal intraneuronal contributions. Dev Med Child Neurol 30:769-780

Henatsch HD, Windhorst U (1981) Die Relevanz spinaler Interneuronen-Systeme und ihre supraspinale Kontrolle für die Pathogenese von Spastik. In: Bauer HJ, Koella WP, Struppler A (Hrsg) Therapie der Spastik. Verlag für Angewandte Wissenschaften, München

Imamura S, Sakuma K, Takahashi T (1983) Follow-up study of children with cerebral coordination disturbance (CCD, Vojta). Brain Dev 5:311

Ingram TTS (1955) A study of cerebral palsy Dev Med Child Neurol 8:68-75

Ingram TTS (1984) A historical review of definition and classification of cerebral palsies. In: Stanley F, Albermann E (eds) The epidemiology of Cerebral Palsies. Clin Dev Med, Vol 87. S.I.M.P. with Blackwell, London; Lippincott, Philadelphia

Kanda T, Yuge M, Yamori Y, Suzuki J, Fukase H (1986) Early physiotherapy in the treatment of spastic diplegia. Dev Med Child Neurol 26:438-444

Karch D (1982) Sauerstoffmangel in der Perinatalzeit und Entstehung von Zerebralschäden. Klin Wochenschr 60:1427-1434

Kiely J, Paneth N, Stanley F (1984) Monitoring the morbidity outcomes of perinatal health services. In: Stanley F, Albermann E (eds) The epidemiology of Cerebral Palsies. Clin Dev Med, Vol 87. S.I.M.P. with Blackwell, London.; Philadelphia, Lippincott

Köng E (1966) Very early treatment of cerebral palsy. Dev Med Child Neurol 8: 68-75

Little WJ (1862) On the incidence of abnormal parturition, difficult labour, premature birth and asphyxia neonatorum on the mental and physical condition of the child especially in relation to deformities. Trans Obstet Soc London 3:318-320

Little Club (1959) Memorandum on terminology and classification of "cerebral palsy". Cerebr Palsy Bull 1:27-35

Michaelis R, Edebol-Tysk (1987/88) Wo steht die Entwicklungsneurologie heute? Zerebralparese, Definitionen, Nosologie und Neuorientierung. Pädiat Prax 36:199-205

Nelson KB, Ellenberg JH (1981) Apgar scores as a predictor of chronic neurologic diability. Pediatrics 68:36-44

Paine RS (1962) On the treatment of cerebral palsy: the outcome of 177 patients, 74 totally untreated. Pediatrics 29: 605-616

Palmer FE, Shapiro BK, Wachtel RC, Allen MC, Hiller JE, Harryman SE, Mosher BS, Meinert CL, Capute AJ (1988) The effects of physical therapy an cerebral palsy. A controlled trial in infants with spastic diplegia. N Engl J 318: 803-808

Pape KE, Wigglesworth JS (1979) Hemorrhage, ischemia and the perinatal brain. In: Clin Dev Med, Vol 69/70. Heinemann, London

Piper MC, Kunos VJ, Willis DM, Mazer BL Ramsey M, Silver KM (1986) Early physical therapy effects on the high-risk infant: a randomized controlled trial. Pediatrics 78:216-224

Sellick KJ, Over R (1980) Effects of vestibular stimulation on motor development of cerebral palsied children. Dev Med Child Neurol 26:601-606

Sparrow S, Zigler E (1978) Evaluation of a patterning training treatment for retarded children. Pediatrics 62:137-150

Vojta V (1987) Zur Prognose der spätbehandelten cerebralparetischen Kinder für die freie Fortbewegung bei Behandlung mit Mustern der Reflexfortbewegung. Kinderarzt 18:1161-1172

Vojta V (1988) Die zerebralen Bewegungsstörungen im Säuglingsalter. Frühdiagnose und Frühtherapie. Enke, Stuttgart

Wigglesworth J (1984) Brain development and its modification by adverse influences. In: Stanley F, Alberman E (eds) The Epidemiology of the Cerebral Palsies. Clin Dev Med, Vol 87. S.I.M.P. with Blackwell, London; Lippincott, Philadelphia

Wright T, Nicholson J (1973) Physiotherapy for the spastic child: an evaluation. Dev Med Child Neurol 15:146-163

Wie spezifisch wirken "Therapie" und "Milieu" auf die Entwicklung behinderter Kinder? – Konsequenzen für die Praxis

Hans G. Schlack

Im Gegensatz zu den meisten Gebieten der kurativen Medizin bestehen bei der Rehabilitation und Förderung hirngeschädigter Kinder große Schwierigkeiten, die Spezifität bestimmter Methoden zu belegen und ihre langfristige Effektivität von anderen endogenen und exogenen Einflüssen auf die Entwicklung abzugrenzen. Der einzige Konsens, der sich zwischen Fachleuten verschiedener Disziplinen und Richtungen herstellen läßt, ist die Feststellung, daß sich geförderte Kinder besser entwickeln als ungeförderte (Literaturhinweise dazu s. Schlack 1982/83).

1 Interferenz endogener und exogener Einflüsse auf die Entwicklung

Welche Faktoren wirken sich nach einer frühkindlichen, prä- oder postnatalen Hirnschädigung kompensierend aus? Sie sind teils endogen, nämlich Reifung und Reorganisation ("Plastizität"!), teils exogen (Abb. 1). Von bestimmten exogenen Reizen weiß man, daß sie für die strukturelle Reifung unentbehrlich sind (z.B. Hör- und Sehreize), und man kennt aus der Deprivationsforschung die Auswirkung stimulierender Umgebung auf die Gehirnentwicklung generell (siehe Pechstein 1974). Die Auswirkung spezieller Therapiemaßnahmen auf die Gehirnentwicklung und die Reorganisation nach Schädigung ist dagegen weitgehend hypothetisch; eher dürfte es sich bei deren Wirkung um funktionelle Kompensationen über Lernvorgänge handeln (vergl. Schlack 1988).

Therapien in der Rehabilitation behinderter Kinder wirken sich in der Regel nur langfristig aus, und ihr Effekt ist mit den Auswirkungen der anderen Einflußgrößen verflochten. Es gibt bisher keine Untersuchung, die mit einem methodisch befriedigenden Ansatz eine Aussage über die relative Bedeutung und damit über die Spezifität bestimmter Therapieformen zuläßt. Eine Ausnahme macht zwar die Verhaltenstherapie, weil sich darin kurzfristig, kontrolliert und objektivierbar Effekte erzielen lassen. Das Problem dabei ist aber die von der Methode her gegebene Beschränkung auf einen definierbaren Einzelaspekt und die Schwierigkeit, die Bedeutung des darin erzielten Effekts auf den langfristigen Entwicklungsverlauf nachzuweisen; ferner die Unsicherheit, ob die gutgemeinte therapeutische Zielsetzung überhaupt Bedeutung und Nutzen für das Kind hat (z.B. Übung von Imitationen bei einem autistischen Kind). Ich sehe in diesen Fragwürdigkeiten den Grund dafür, daß die Verhaltenstherapie auf diesem Gebiet die anfänglichen hohen Erwartungen nicht erfüllt hat und heute nur noch ein reduziertes Interesse findet.

Im Gegensatz zu den verschiedenen Therapiemethoden ist wesentlich mehr über die *Spezifität des Milieus* bekannt. "Milieu" steht hier als Oberbegriff für die

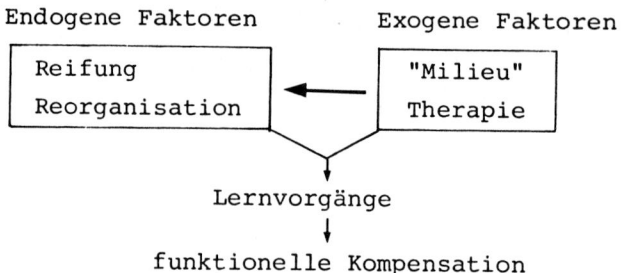

Abb. 1. Entwicklung nach Schädigung des ZNS

entwicklungsrelevanten äußeren Gegebenheiten, die man unterteilen kann in sozioökonomische und psychosoziale Bedingungen. Die soziökonomischen Bedingungen beschreiben den äußeren Rahmen: Familieneinkommen, Beruf und Bildungsgrad der Eltern, Familienstruktur. Die psychosozialen Bedingungen sind Ausdruck der Binnenstruktur der sozialen Beziehungen: personale Interaktion, emotionales Zugewandtsein, Anregungsgehalt der engeren Umwelt, Erziehungshaltungen und Verhaltensnormen.

2 Die Ökologie des Kindes: Sozioökonomische und psychosoziale Bedingungen

Empirisch ist belegt, daß günstige sozioökonomische und psychosoziale Bedingungen nicht nur für die Entwicklung von Kindern allgemein von entscheidender Bedeutung sind, sondern speziell auch für die Kompensation angeborener Hirnschäden (vgl. Hawaii-Studie, Werner et al. 1968, 1971; Rostocker Längsschnittstudie, Meyer-Probst u. Teichmann 1984).

Die Korrelationen zwischen den psychosozialen Bedingungen und dem Entwicklungsverlauf sind höher als zwischen den sozioökonomischen Bedingungen und dem Entwicklungsverlauf (Abb. 2). Das ist einleuchtend, denn die soziökonomischen Gegebenheiten wirken sich überwiegend mittelbar über die psychosozialen Bedingungen aus. Es ist nämlich ebenfalls empirisch nachgewiesen, daß die psychosozialen Bedingungen sehr wesentlich von den soziökonomischen Bedingungen bestimmt werden.

Günstige soziökonomische Bedingungen bedeuten generell weniger soziale Streßfaktoren, weniger Depressivität bei den Eltern, bessere Bildung, größere materielle und ideelle Ressourcen. Literaturhinweise dazu sind im Beitrag "Psychosoziale Einflüsse auf die Entwicklung" (s. S. 41) gegeben.

3 Die Auswirkung bestimmter psychosozialer Bedingungen

Damit stellt sich nun die Frage: Was machte die Spezifität der psychosozialen Bedingungen für die Entwicklung und für die Kompensation von Hirnschädigungen aus?

Aus zahlreichen, gutkontrollierten Studien, die in dem Beitrag "Psychosoziale

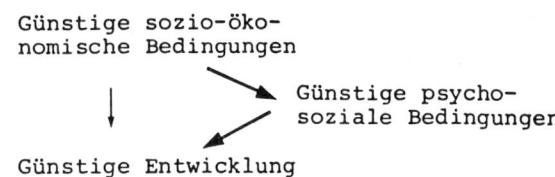

Günstige sozio-öko-
nomische Bedingungen

Günstige psycho-
soziale Bedingungen

Günstige Entwicklung

Abb. 2. Empirisch gesicherte Zusammenhänge

Einflüsse auf die Entwicklung" (s.S. 41) zitiert sind, lassen sich bestimmte Merkmale und Verhaltensmuster der erwachsenen Bezugsperson herausdestillieren. Sie sind in Tabelle 1 aufgeführt.

Besonders hinzuweisen ist dabei auf das Merkmal "Responsivität" und auf deren negativ wirksame Gegenpole: Direktivität, autoritäre Kontrolle und Überstimulation. Daraus läßt sich ableiten, daß die Interaktion zwischen dem Kind und seiner Bezugsperson dann optimal ist, wenn sie im Gleichgewicht ist, d.h. wenn das Kind und der Erwachsene in gleichem Umfang aufeinander Einfluß nehmen und aufeinander reagieren.

Dahinter steckt mehr, als auf den ersten Blick vermutet wird:

- Der Erwachsene muß bereit und in der Lage sein, auf die Signale des Kindes zu achten; er muß sie dazu auch ernstnehmen, das Kind als einen gleichberechtigten Partner ansehen.
- Der Erwachsene muß darüber hinaus auf das Kind antworten; d.h. es muß ihm wert sein, sich von dem Kind beeinflussen zu lassen. Das setzt Akzeptanz und emotionales Zugewandtsein voraus.
- Der Erwachsene muß seine Reaktionen auf die aktuellen "Empfangsbedingungen" des Kindes abstimmen. Das erfordert Einfühlungsvermögen und Einfühlungsbereitschaft.

4 Störeinflüsse auf die Interaktion

Die wichtigsten Determinanten der Interaktion beim Kind und bei der Bezugsperson wurden bereits im Beitrag "Psychosoziale Einflüsse auf die Entwicklung" (s. S. 41) ausgeführt und dort in Tabelle 2 zusammengefaßt.

Aus dieser Aufstellung läßt sich auch ableiten, von wo Störeinflüsse auf die Interaktion ausgehen können: auf seiten des Kindes vor allem durch abnormes Verhalten, d.h. veränderte biologische Signale infolge von Hirnschädigung, Krankheit oder besonderen Temperamentsvarianten, beim Erwachsenen insbesondere durch psychische und soziale Streßfaktoren, defizitäre biographische Erfahrungen und durch Depressivität, welche ein responsives Verhalten einschränkt oder unmöglich macht.

Es gilt also festzuhalten, daß ein geschädigtes Kind nicht einfach ein großes Quantum zusätzlicher, sog. therapeutischer Stimulation braucht; vielmehr braucht es wie ein gesundes Kind die Möglichkeit, die Wirkung eigener Initiative zu erproben, die verbliebenen eigenen Fähigkeiten zu üben, daraus Erfahrungen und Selbstvertrauen zu gewinnen und auf dieser Grundlage sein Handlungsrepertoire,

Tabelle 1. Auswirkung mütterlicher Verhaltensmuster auf die Entwicklung des Kindes

positiv	negativ
Responsivität	Direktivität
kontingente verbale Verstärkung	autoritäre Kontrolle
emotionales Interesse	Überstimulation
Angebot adäquaten Spielzeugs	

sein Verständnis und seine sozialen Fähigkeiten zu erweitern. Das wird im folgenden unter dem Begriff der *Kompetenz* des Kindes bzw. der *Kompetenzentwicklung* verstanden.

5 Die Entwicklung kindlicher Kompetenz und ihre Voraussetzungen

Während ein gesundes Kind bereits von Geburt an in der Lage ist, mit Hilfe seiner biologischen Signale seine eigenen Aktivitäten und die seiner Bezugsperson in einem sich regelnden Gleichgewicht zu halten, geht dieses Gleichgewicht beim geschädigten Kind verloren. Wie Sarimski (1986) in einer Übersicht über zahlreiche empirische Untersuchungen dargestellt hat, zeigt sich bei Schädigung oder Behinderung, unabhängig von deren Art, eine generelle Tendenz zu einer verstärkten Dominanz, Lenkung und Kontrolle auf seiten der Bezugsperson und einer Abnahme der Eigeninitiative des Kindes. Es bildet sich also ein Interaktionsmuster aus, welches von vornherein hinderlich für die Kompetenzentwicklung ist. Dieses ungünstige Interaktionsmuster wird häufig durch therapeutisch gedachte Interventionen zusätzlich verstärkt (Abb. 3).

Am Beispiel hyporeaktiver, inaktiver Kinder wird die Gefahr, durch vermeintlich therapeutische Interventionen einen Circulus vitiosus zu schließen, sinnfällig gemacht: Die verminderte Aktivität des Kindes löst beim Erwachsenen das Bedürfnis aus, durch vermehrte Stimulation das Aktivitätsniveau des Kindes anzuheben. Übersteigt aber diese Stimulation in Umfang und Tempo das Verarbeitungsvermögen und die Reaktionsfähigkeit des Kindes und werden seine Initiativen nicht mehr im Sinne der Responsivität aufgegriffen und verstärkt, so resultiert eine weitere Dysbalance der Interaktion und eine zusätzliche Hemmung der Initiative und der Kompetenzentwicklung des Kindes. Dieses Phänomen ist nicht nur hypothetisch, sondern ebenfalls empirisch nachgewiesen (Field 1980).

Zu solchen Mißeffekten kommt es insbesondere dann, wenn der Therapeut nur in Reiz-Reaktions-Schemata denkt und in bester Überzeugung die Mutter anhält, bestimmte Therapieprozeduren ohne "falsche" Rücksichtnahme auf die Signale und die Befindlichkeit des Kindes durchzuführen. Sie werden außerdem begünstigt, wenn man sich als Therapeut nicht für die psychische Situation der Eltern und den Stand ihrer Auseinandersetzung mit der Behinderung interessiert. Wie in einem derzeit in unserem Haus durchgeführten Forschungsprojekt deutlich wird, ist ein gesteigertes Bedürfnis nach therapeutischer Aktivität, der Wunsch, etwas zu verändern, eine besonders für frühe Phasen der Auseinandersetzung charakteristische Reaktions- und Bewältigungsform (Hinze 1988). Werden in einer solchen

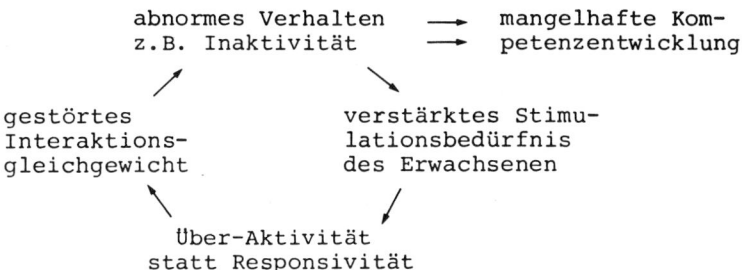

Abb. 3. "Erlernte Inkompetenz" (Kearsley) des ZNS-geschädigten Kindes

Situation die Eltern unbedacht mit therapeutischen Programmen munitioniert und zu deren Durchführung angehalten, so kann das Kind leicht überrollt werden.

6 Die Ebene des subjektiven Erlebens

Bei einem Behandlungsansatz, der das Kind in ein Beziehungssystem mit wechselseitigen Abhängigkeiten eingebunden sieht, wird man unvermeidlich mit der Ebene des subjektiven Erlebens konfrontiert, und zwar sowohl beim Kind als auch bei den Eltern. Für den an naturwissenschaftlichen Methoden orientierten Therapeuten ist das beunruhigend, weil diese Ebene methodisch viel schwerer faßbar ist und unversehens die so gut gemeinten therapeutischen Zielsetzungen durchkreuzen kann. Aber es ist falsch, diese Ebene zu ignorieren. Ohne darauf zu achten, welche Auswirkungen therapeutische Interventionen auf die spezifisch kompensatorisch wirkenden Milieufaktoren haben, kann Therapie nicht nur ineffektiv, sondern ausgesprochen nachteilig werden, z.B. durch Therapieverweigerung des Kindes oder durch Belastung der Eltern.

Letzten Endes müssen alle Übungsbehandlungen, die zweifellos nötig sind, das Ziel haben, die Entwicklung der Kompetenz des Kindes zu fördern. Gelingt das, so hat man niemals Probleme mit der Kooperation des Kindes. Dieses Ziel erreicht man aber nicht, ohne in der oben skizzierten Weise die subjektiven Bedürfnisse des Kindes und der Eltern zu verstehen und zu berücksichtigen. Die Beobachtung und Analyse der Interaktion ist dafür eine wichtige Voraussetzung.

In der Praxis ist die gleichzeitige Berücksichtigung der Bedürfnisse des Kindes und der Eltern bei der Planung und Durchführung der Behandlung oft sehr schwierig. Es mutet wie Ironie an, daß gerade der sensible Therapeut, der sich in das Kind einfühlen kann, seine Signale und Bedürfnisse versteht und ihm ein "Mitbestimmungsrecht" in der Gestalt der Behandlung (vgl. Schlack 1987) einräumt, besonders leicht in die Situation gerät, unduldsam gegenüber bestimmten Einstellungen und Interaktionsweisen der Eltern zu sein.

Es liegt freilich auf der Hand, Grundhaltungen und Verhaltenstendenzen der Eltern wie Überbehütung, Permissivität, Direktivismus oder Überforderung als ungünstig für die Entwicklung des Kindes und seine Förderung zu bewerten. Geben die zitierten wissenschaftlichen Untersuchungsergebnisse nicht geradezu den Auftrag, die Interaktion therapeutisch zu optimieren? Also versteift sich der Therapeut auf die Aufgabe, diese Mutter oder diesen Vater ändern zu müssen, und nicht selten kommt er in die Lage, sich mit dem Kind gegen die Eltern zu identifizieren, im Sinne einer "besseren Elternschaft".

Das Ergebnis eines solchen Bemühens sind ständige Mißverständnisse, welchselseitige Frustrationen oder gar Therapieabbrüche. Warum? Weil der Therapeut nur die subjektiven Bedürfnisse des Kindes, nicht aber die der Eltern respektiert.

Solche "Beziehungshaltungen" der Eltern (Krause 1986) sind von ihren eigenen lebensgeschichtlichen Erfahrungen bestimmt und haben auch die Funktion von Bewältigungstechniken. Und sie haben auch ihre − zumindest subjektive − Logik: Braucht nicht ein tetraplegisches Kind laufende Fürsorge? Muß ein retardiertes Kind nicht ständig angeregt werden, damit es weiterkommt? Ist die Mutter nicht diejenige Person, die das Kind am besten kennt und versteht? Man kann dafür die (wertenden) Begriffe Überbehütung, Überforderung, Direktivismus und Symbiose benutzen und bei entsprechender Ausprägung durchaus auch objektiv einen ungünstigen Einfluß auf die Entwicklung des Kindes feststellen. Man muß aber bedenken, daß dies aus der Sicht der Mutter oder des Vaters anders bewertet wird als aus der distanzierten Position des Fachmanns; Veränderungen, die man ggf. aus guten Gründen zugunsten des Kindes anstrebt, sind erst möglich, wenn sich die Eltern in ihren Beweggründen verstanden und akzeptiert fühlen.

7 Begründung einer systemisch-ökologischen Behandlungskonzeption

Zusammenfassend läßt sich aus der Sichtung der wissenschaftlichen Literatur der Schluß ziehen, daß über die Spezifität bestimmter psychosozialer Bedingungen für die Kompensation von Hirnschädigungen wesentlich mehr und Genaueres bekannt ist, als über den spezifischen Effekt des größten Teils der gängigen Therapiemethoden. Die praktische Konsequenz liegt darin, nicht nur über veränderte Prioritäten, sondern auch über neue Konzeptionen nachzudenken.

Die Denkschemata der kurativen Medizin, die − wenn auch nicht immer hinlänglich − in der Regel mit linear kausalen Erklärungen und entsprechend orientierten therapeutischen Interventionen auskommen, sind in der Entwicklungsförderung behinderter Kinder nicht ausreichend. Die Chronizität einer Behinderung, die Auseinandersetzung mit ihr und ihre Auswirkung auf die seelische Entwicklung und das Selbstbild von Kind und Eltern machen einen systemisch-ökologischen, d.h. das soziale Umfeld des Kindes einbeziehenden, therapeutischen Ansatz erforderlich. Das erreicht man aber nicht einfach damit, daß man nur die Eltern zu Co-Therapeuten macht.

Ob sich die Kinder funktionell unter einer systemisch konzipierten Therapie und Förderung besser entwickeln, läßt sich derzeit aus methodischen Gründen nicht belegen. Belegen läßt sich aber, daß beim Vorgehen nach einer systemisch-ökologischen Konzeption Verhaltensauffälligkeiten, die sonst häufig im Gefolge therapeutischer Maßnahmen auftreten (Moini et al. 1982/83), verschwinden, daß es praktisch keine Therapieverweigerung mehr gibt und daß auch die Eltern eine größere Zufriedenheit mit ihrer Elternrolle äußern, trotz der weiterbestehenden starken Belastung durch die Behinderung (Ebert 1987, Hinze 1988). Darüber hinaus spricht die Logik der empirischen Befunde dafür, den spezifischen psychosozialen Bedingungen im therapeutischen Prozeß eine vorrangige Beachtung zu schenken.

Literatur

Ebert D (1987) (Hrsg) Wer behindert wen? Fischer, Frankfurt

Field T (1980) Interaction auf high-risk infants: Quantitative and qualitative differences. In: Sawin D (ed) Psychosocial risks in infant-environment transactions. Brunner & Mazel, New York

Hinze D (1988) Reaktionsformen, Verarbeitungsmechanismen und Bewältigungsstrategien bei Müttern und Vätern behinderter Kinder. Forschungsprojekt, gefördert vom Minister für Wissenschaft und Forschung des Landes Nordrhein-Westfahlen

Krause MP (1986) Entwicklungsförderung behinderter Kinder: Ein familienzentriertes Konzept. Sozialpädiatrie 8: 39-42

Meyer-Probst B, Teichmann H (1984) Risiken für die Persönlichkeitsentwicklung im Kindesalter. VEB Georg Thieme, Leipzig

Moini AR, Schlack HG, Ebert D (1982/83) Verhaltensstörungen bei Säuglingen und Kleinkindern durch inadäquate krankengymnastische Behandlung. Pädiat Prax 27: 635-640

Pechstein J (1974) Umweltabhängigkeit der frühkindlichen zentralnervösen Entwicklung. Thieme, Stuttgart

Sarimski K (1986) Interaktion mit behinderten Kleinkindern. Reinhardt, München

Schlack HG (1982/83) Therapie bei Entwicklungsstörungen im Säuglingsalter. Indikationen und Möglichkeiten. Pädiat Prax 27: 623-628

Schlack HG (1987) Wer bestimmt, was "gut für das Kind" ist? Oder: Die Sache mit der Autorität des Fachmanns. In Ebert D (Hrsg) Wer behindert wen? Fischer, Frankfurt

Schlack HG (1988) Reifungsstörungen des ZNS und Kompensationsvorgänge. In: Remschmidt H, Schmidt MH (Hrsg) Kinder- und Jugendpsychiatrie in Klinik und Praxis, Bd I. Thieme, Stuttgart, S 188-195

Werner EE, Bierman JM, French FE (1971) The children of Kauai. University of Hawaii Press

Werner EE, Honzik M, Smith R (1968) Prediction of intelligence and achievement at ten years from twenty month pediatric and psychological examinations. Child Dev 39: 1063-1075

Sachverzeichnis

L

Lagereflexologie 8, 11, 107, 108, 113
Lernumwelten (Ökologie)
- familiär 61
- schulisch 61-64
- sozial-ökonomisch 62-64
Lernvoraussetzungen 58, 59, 62
Lese-Rechtschreibeschwäche 81, 82, 83, 84, 87

M

Minimale cerebrale Dysfunktion 79, 93
Motorische Kontrolle 17-28
- Entwicklung 23, 24
- Haltung 20, 22, 23
- - Entwicklung 24, 25, 26
- Hierarchie 18, 19
Motorische Koordinationsstörungen 91-93
- Bedeutung 93
- Behandlung 95
- Diagnostik 94
Motorische Leistungsserie nach Schoppe 97
Motorische Lernprozesse 22, 23, 26
Münchener Funktionelle Entwicklungsdiagnostik 35-39
- Normierung 35-39
- Test-Retest Korrelation 38
- Untersucher-Beobachter Korrelation 38

O

Ökopsychologisches Modell bei gestörter Entwicklung 128
Ökopsychologisches Modell der Schulreife 55-64

P

Phasische Motorik 107
Plastizität der Gehirnentwicklung 127
Posturale Ontogenese 106-107
Posturale Reaktibilität 107
Prägung 69
Prozentrangwerte 31
Psychomotorische Therapie 95-101
- Effektivität 96-101

R

Responsivität 43
Reziproke Innervation 110

Risikofaktoren
- biologisch 41
- prä- und perinatal 41
- sozial 41, 42

S

Schul-
- Alter 53, 58
- Bereitschaft 54
- Eingangsdiagnostik 53, 61, 63, 64
- Fähigkeit 54-56
- Reife 51-68
- Versager 51, 52
SCPNT 84
SCSTT 84
Sensible Phasen 69, 70
Sensorische Integration 83
Somatosensorischer Cortex 19, 20
Spastische Zerebralparese 105
Sprachentwicklungsverzögerung 83
Stapediusreflexaudiometrie 84
Stellreflexe 22, 26

T

Teilleistungsstörungen
- Definition 79-92
- Klassifikation 80
- Ursachen 80
Therapieverweigerung 131, 132

V

Validität 32
Verhaltenstörungen, sekundäre 86, 87, 88, 93, 96, 132

W

Wahrnehmung
- auditiv 82, 83
- propriozetiv-kinästhetisch 84, 85
- visuell 32, 81, 82
Wahrnehmungstraining 71-78
- Effektivität 72-76, 82, 83
- Indikation 75, 76
- methodische Probleme 74

Z

Zuverlässigkeit 32